U0052109

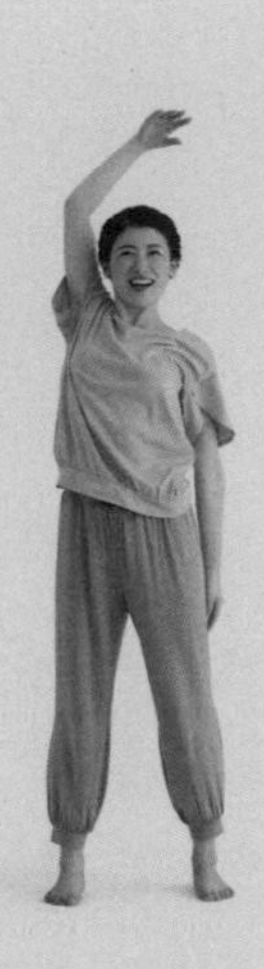

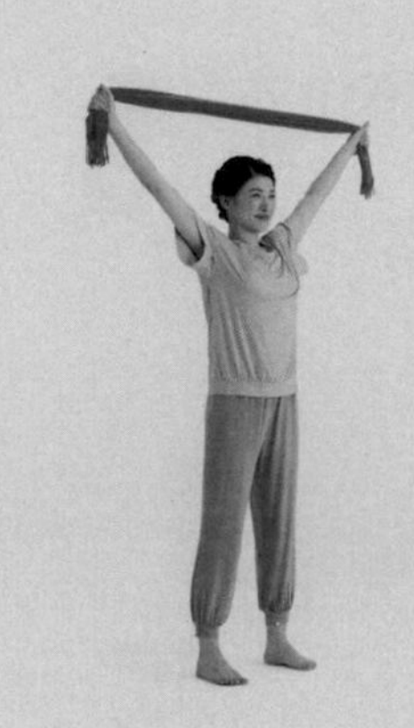

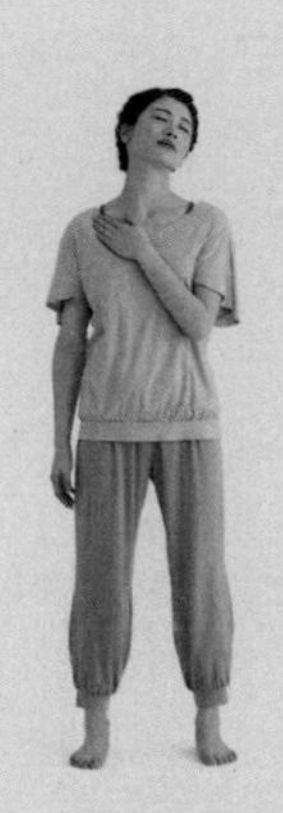

超簡單 每天都能做！

肩頸痠痛體操

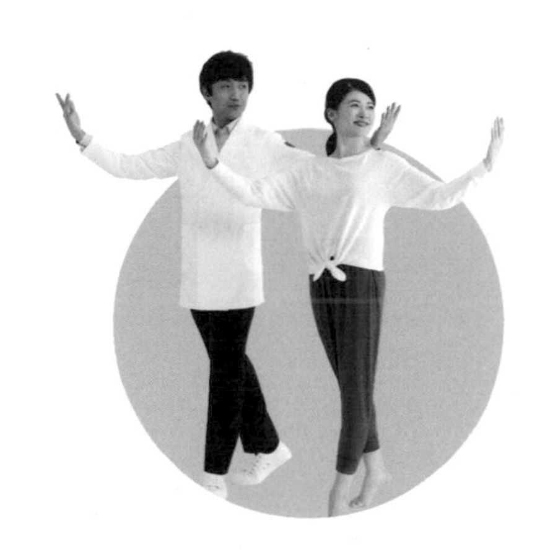

講師：松平浩

contents

前言

專心工作或做家事的時候，不少人應該都曾經有過「肩膀好硬」的感覺，很多人會當下旋轉肩膀，或是晚上泡個澡，有些人則是直接請人幫忙按摩。但是，不論是採取什麼方式，肩膀總是很快又變得僵硬，真是麻煩啊！不少人會認為，反正肩膀僵硬並不是病，而且不論採取什麼樣的緩解方式，還是很快就又會恢復僵硬的狀態，於是就放任不管。一旦如此，肩頸僵硬遲早會變成惱人的麻煩！我在上一本著作《關鍵3秒！腰痛體操》中以「腰力透支」這個詞彙來表達腰痛的現象，也就是持續姿勢不良，會增加腰部負擔，長久下來就會像透支腰力般逐漸引起腰痛並惡化。本書介紹的肩頸僵硬也一樣，如果放任引發肩頸僵硬的原因不管，遲早會引發「肩頸透支」的現象。當肩頸僵硬的狀況逐漸惡化，肩膀、手臂和脖子等部位的動作也會受限。

保健關鍵就在於不要給予肩頸負擔，也就是不要透支肩頸的活動力。今天的肩頸僵硬就今天趁早解決，而我所推薦的緩解方法就是本書所介紹的體操。這些體操做起來輕鬆又簡單，能夠同時放鬆身心，對付肩頸僵硬效果很顯著，希望在你放下本書後，即刻開始執行！

一起慢慢減輕「肩頸透支」的現象吧！祝福每個人都擁有健康的每一天。

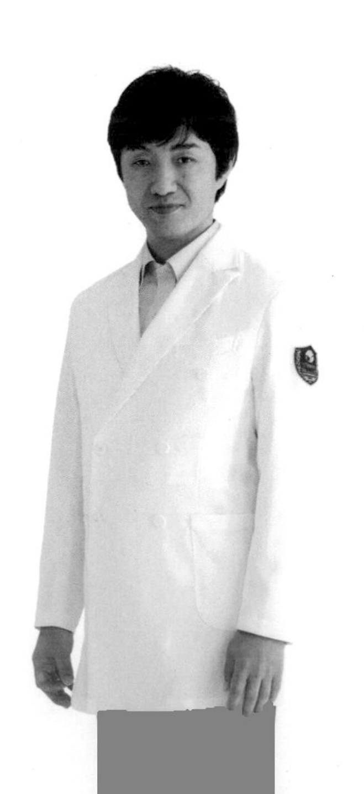

講師　**松平 浩**（Kou Matsudaira）

東京大學醫學系附屬醫院「22世紀醫療中心運動器官疼痛醫學研究暨管理」講座長、特聘教授，並兼任福島縣立醫科大學醫學部「疼痛醫學講座」特聘教授。1998年就任東京大學醫學系附屬醫院「整形外科・腰椎與腰痛團隊」主任，並於同所大學取得博士學位。2015年在NHK特別節目「腰痛・治療革命」擔當演出和監修。翌年2016年在NHKまる得マガジン「不怕痛，好得快！關鍵3秒！腰痛體操」擔任講師。所關注的議題除了腰痛之外，也致力於研究肩頸僵硬的危險因素，盡心盡力地開發並指導改善肩頸僵硬的體操。著有《腰痛は脳で治す！3秒これだけ体操》（世界文化社）、《一回3秒 これだけ体操 腰痛は「動かして」治しなさい》（講談社）、《腰痛は脳で治す！》（合著・寶島社）、《腰痛借金 痛みは消える！》（合著・辰巳出版）等。

什麼是肩頸僵硬？

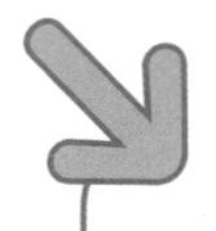

支撐脖子和肩膀的肌肉，
以及肩胛骨一帶的肌肉變得緊繃、僵硬，
甚至產生疼痛的不適感。

肌肉一緊繃，肌肉內部的血管就會受到壓迫，導致血液循環不良。血液流速減緩，就無法提供足夠的氧氣給肌肉，該部位就會累積疲勞物質，進而感受到痠痛或僵硬。

在醫學上的說法是：「病患主訴從後頸部到肩膀、肩胛骨一帶的肌肉緊繃，而導致不適、不協調、痠痛等症狀。」

頭顱大約占體重的8%至13%，脖子要支撐頭顱的重量，而肩膀與脖子相連接，肩膀和雙手也緊密相關，幫助雙手順利做出各種動作。由此可知，肩頸區的負擔十分沉重，肌肉也因此很容易緊繃。P.6至P.7講解造成肩頸僵硬的風險與成因，一旦肩頸負擔過大，肩頸肌肉就會僵硬，甚至會產生更為嚴重的不適狀況。

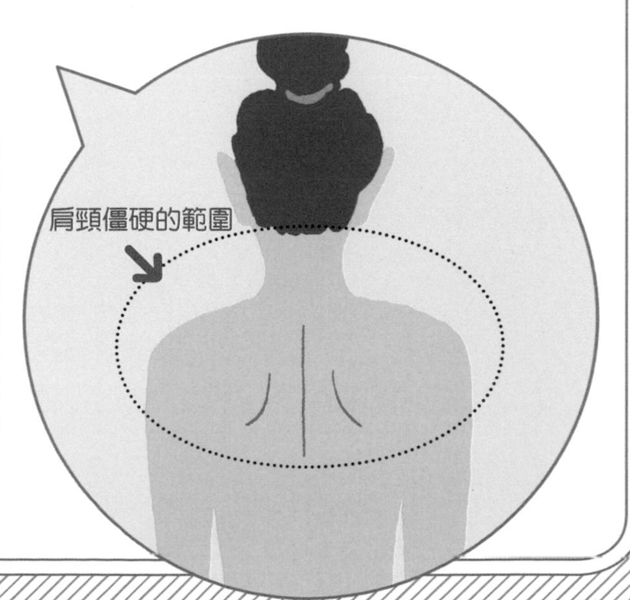

為什麼會肩頸僵硬？

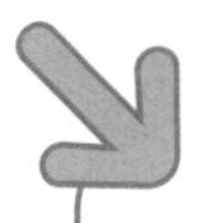

最大的原因就是

姿勢&壓力

這些姿勢，你是否習以為常？

平常長時間面對電腦、看手機的人愈來愈多，這時候仔細檢視姿勢，大部分的人都是脖子伸出於胸部之前，同時整個背弓起來（駝背脖子前伸姿勢），這種姿勢會增加脖子和肩膀的肌肉負擔，如果一整天持續這種姿勢數個小時，肩頸僵硬也就在所難免了！

即使沒有駝背，脖子沒有往前伸，只要長時間維持同樣的姿勢，仍然會給該部位的肌肉造成極大的負擔，使得肌肉累積疲勞。

禁止久坐！

近年來「久坐有害健康」的觀念已推廣到全世界，坐著的時間太長，身體幾乎沒有活動的生活被稱之為「坐式生活形態（Sedentary Lifestyle）」。WHO（世界衛生組織）已公布，坐式生活形態會增加罹患糖尿病、心臟病、高血壓等風險。

睡眠要充足！

許多容易產生重度肩頸僵硬的患者，常見的特徵為「睡眠時間低於五小時」（松平浩自行調查）。睡眠時間短會導致自律神經失調，疲勞的肌肉也無法充分休息，進而導致肩頸僵硬的狀況持續惡化。

[肩頸的兩大敵人]

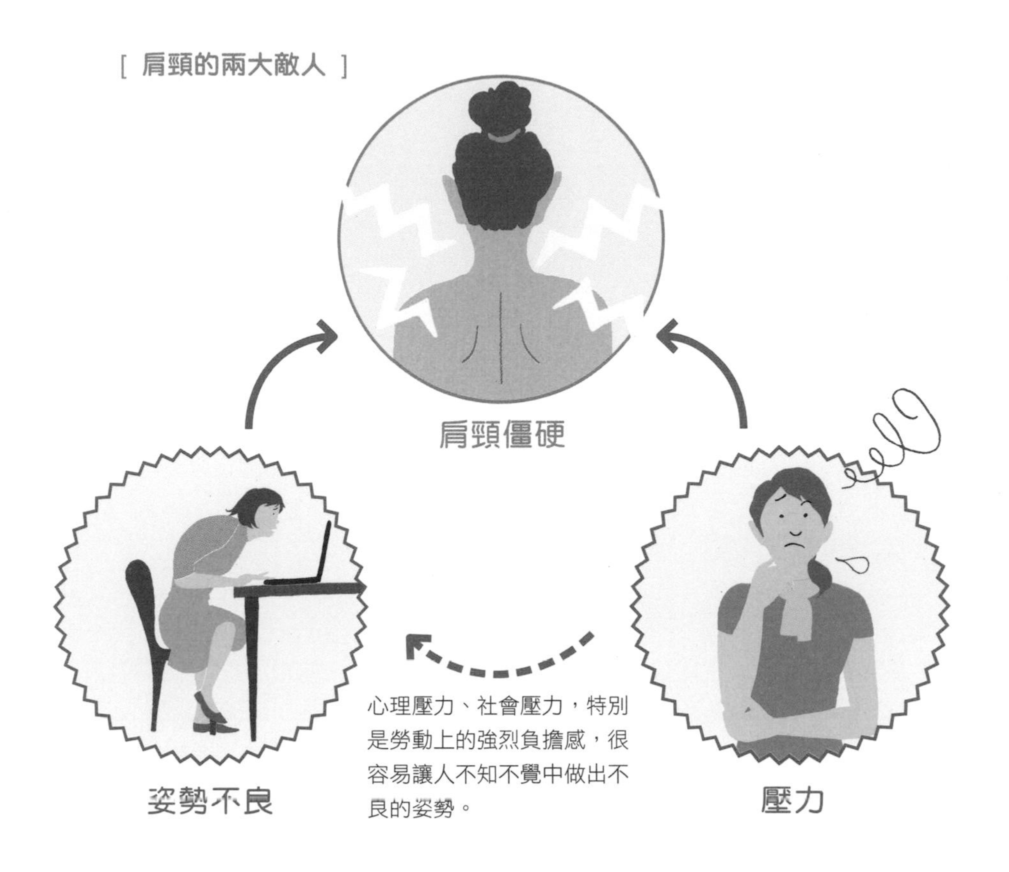

壓力，大有關係！

現代人雖然身處於便利的生活環境，卻也面臨著變化迅速的社會，暴露在眾多的壓力下，不論工作或家事皆繁忙，職場上與日常生活中的各種人際關係也常壓得人喘不過氣……

自律神經分為交感神經與副交感神經。人體活動或緊張時會驅動交感神經，而休息或放鬆時則會驅動副交感神經，原本兩者應當維持平衡，身心也會因此處於最佳狀態，但一旦在壓力下產生煩躁、不耐等情緒，交感神經就會加強運作，肌肉也會因此變得緊繃。不斷重複或長時間維持這種緊繃狀態，肌肉就會逐漸僵硬，進而引發肩頸僵硬。

肩頸僵硬所帶來的不適感，又會化成壓力，使得大腦對疼痛變得非常敏感，於是，就算肌肉並沒有緊繃，但只要一感受到壓力，就會覺得身體產生疼痛，導致一連串的惡性循環。

從今天開始，將透支的肩頸力還給身體！

1. 讓肩胛骨動起來

肩頸僵硬的你，肩胛骨像生鏽一般。

一般健康的人可以輕鬆地左右開合肩胛骨，讓肩胛骨朝脊椎靠攏，但肩頸僵硬的人就很難辦得到，這是因為肩頸僵硬的人本來就很少活動肩胛骨。如果肩頸僵硬的情況很嚴重，就表示肩胛骨周圍的肌肉也變得僵硬，不但無法舉高雙手，雙手在身後交握時也會很痛，感覺上就像盔甲包住了肩胛骨，妨礙了肩胛骨的活動。為了讓肩胛骨和雙手能夠自在活動，必須積極活動肩胛骨，藉此鬆弛肩胛骨周圍的肌肉。

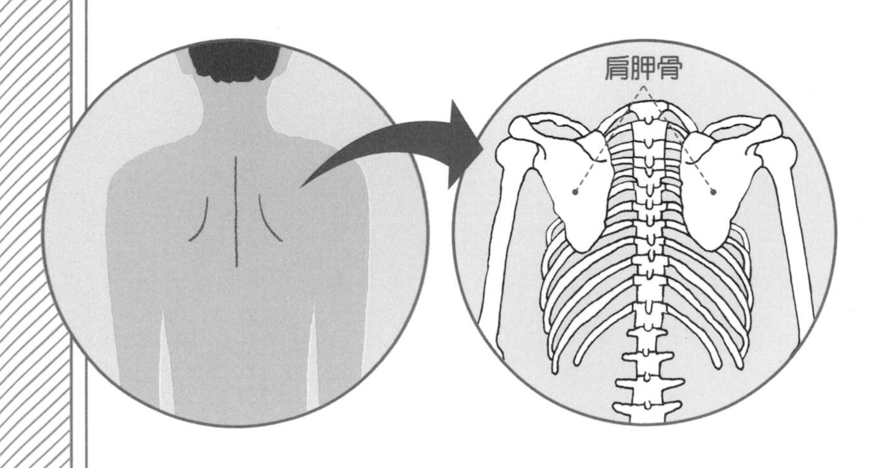

肩胛骨位在上背部靠近左右雙手的地方，約手掌大小，形狀像倒三角形，在肩膀和手臂活動上擔負重要的角色。「聳肩、放下雙肩、轉動手臂、挺胸、把東西拉到面前、往前推」等動作，都會使用到肩胛骨及其周圍的肌肉。

頸骨由七塊椎骨堆疊而成。頸椎是背骨（脊椎）的開頭，可說是背部的「領導者」。

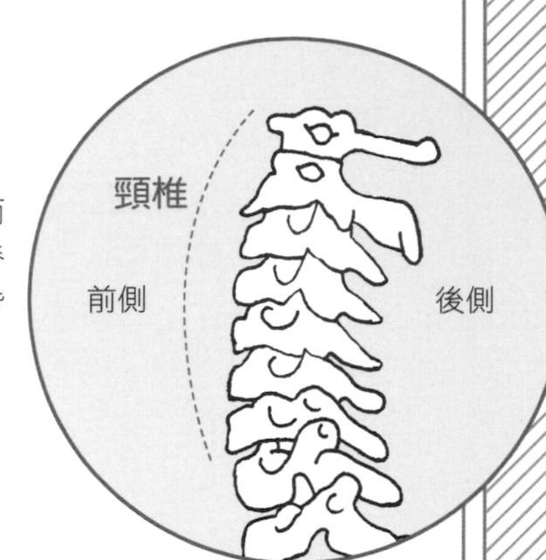

2. 脖子要正確使用

脖子的使用方式如果有誤，很容易產生肩頸僵硬。

在正確的姿勢下，頭顱會位於雙肩的中線正上方，頸椎會維持自然的弧度。但是，很多姿勢不良的人卻會把頭往前伸至超出肩膀，而且連下巴都往前伸，導致頸椎呈現一直線。頸椎失去原本的自然弧度，形成所謂的「直頸症」，這種狀態會給予頸椎帶來很大的負擔，並使得脖子到肩膀的肌肉變得更為緊繃。

姿勢不良的人，平常就要有意識地水平微縮下巴。試著做做看，這麼做是不是就覺得頭的位置稍微變高了呢？這是因為頭回到肩線上方的原故。原本位置偏前的頭顱回到該有的位置，這種縮下巴的動作在專業領域中稱之為「頸部收回動作（neck retraction）」，是經常應用於矯正頸骨形狀的重要動作。

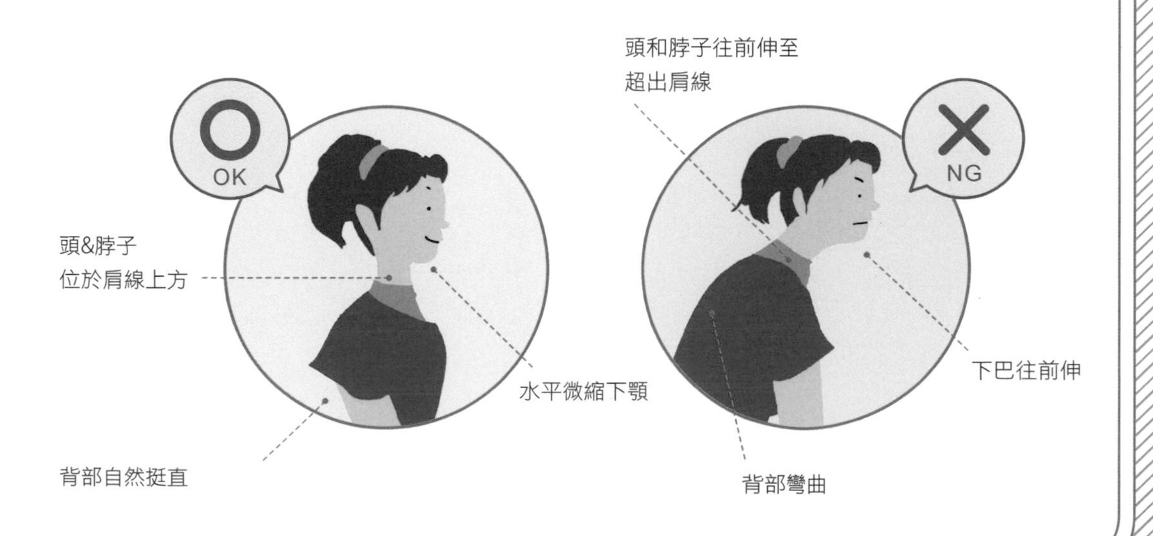

3. 放鬆心情，擁有健康大腦

減輕壓力很重要！

本書介紹的體操有助於大腦活性化，建議在日常生活中確實執行。想要擁有健康大腦，還有兩件事應該做到。

•五感享受舒適快樂時光

平常愈忙碌的人愈需要放鬆時間，這段時間不限定做什麼，只要能讓自己感到快樂和開心就好，但是，必須遠離電腦和智慧型手機，刻意讓自己的身心全然放鬆。

可使用新鮮的薄荷或檸檬香蜂草來泡茶，一邊飲茶，一邊聽著喜歡的音樂，也可準備一些花來裝飾居家環境，動手整理庭園也很不錯，享受自然的芬芳與香氣。試著讓平常使用過度的眼睛稍微休息，多運用舌頭、鼻子、耳朵、肌膚等器官來感受事物，這種方法有助於刺激五感，幫忙維持大腦健康。

•刻意深呼吸

當身心處於放鬆狀態時，就是副交感神經占優勢的時候（參見P.7）。如果感到壓力纏身，這種狀況下可進行深呼吸，幫助啟動副交感神經。這種方法非常簡單，且隨時隨地都能進行。

以我個人經驗而言，閉上眼睛，噘起嘴巴吐氣，同時默數到1至8，接下來從鼻子吸氣至胸腔膨脹，同時默數到1至4。建議這樣反覆做幾次，讓自己逐步放鬆。

苦於肩頸僵硬的人很多！

很多人長時間坐在辦公桌前工作，或是在眾人面前發表時會感到極度緊張，這樣的人通常都會覺得肩頸肌肉很僵硬。根據厚生勞動省公布的「平成28年國民生活基礎調查概況」，自覺有生病症狀的人（主訴者）主訴「肩頸僵硬」的男性占5.7%，僅次於主訴腰痛（9.2%）的人，而女性的比例更是高達11.8%。

苦於肩頸僵硬的人以女性居多，這是因為與男性相比，女性支撐頭顱的肌肉量較少，同時也有可能是受到女性荷爾蒙的影響。

來拉筋伸展吧！

各種鬆弛肩胛骨周圍肌肉的體操動作中，以拉筋伸展最為有效。拉筋伸展基本上具有以下的效果。

- 提高身體的柔軟度
- 幫助消除肌肉疲勞
- 提升肌肉協調性

由於具有上述的效果，拉筋後得以減輕肌肉、肌腱（位於肌肉兩端，附著於骨頭）和骨頭之間的負擔，也因此有助於減少疼痛的發生。

一般認為，拉筋伸展就是慢慢地拉長肌肉，但是，其實拉筋有靜態與動態的區別。緩緩地延伸出身體的某一部分，這是「靜態伸展（Static Stretch）」，如果是活動身體的某一部分，則稱之為「動態伸展（Dynamic Stretch）」。巧妙組合這兩者並確實執行，就能鬆弛肩胛骨周圍的肌肉，達到矯正骨骼的效果，姿勢也會因此變得端正美麗。

動態伸展和靜態伸展在本書中都有介紹。每天做體操的時候請舒適地活動肩胛骨，一邊注意著肩胛骨周圍的肌肉，一邊讓自己放鬆。

從喜歡的體操開始做！

選擇喜歡的體操，次數不要過量

本書介紹的各種體操皆有助於改善肩頸僵硬。Exercise 1至4的重點是活動肩胛骨，Exercise 5和8主要是活化大腦促進放鬆，Exercise 6的體操聚焦在脖子上，Exercise7則是著重於上半身的動作。

不必強求自己一次就做完所有的體操，即使一開始做得不多也沒關係，做體操的次數只要達到基本量即可。先選擇看起來輕鬆、自己喜歡的體操，或是選擇自己有信心做得到的體操開始練習。做操請不要過度，並不需要讓自己感到疲累。

不必勉強，開心地一起做體操！

每一種體操都不難，但對於肩頸僵硬的人而言，要抬起手或大幅旋轉則有難度。

一開始建議練習Exercise 1的動態伸展，藉由體操放鬆全身，舒緩肩胛骨周圍的緊繃狀態。接下來可自由選擇任何一種體操，從自己覺得有趣或覺得容易做得到的體操開始，慢慢地挑戰不同的體操。建議可時常約朋友一起做，增加生活樂趣。

持之以恆，每天做最理想！

如果肩頸僵硬卻放任不管，持續下去只會造成「肩頸透支」。想要消除肩頸僵硬的最大竅門在於「一僵硬，就鬆弛」，也就是一旦透支便要馬上還清，所以請頻繁地練習體操，且最好每天都做，可配合當天的心情或狀態，即使只做一種體操、做的時間很短也沒有關係，能做多少就做多少，讓做體操成為一種習慣，肩頸不再容易僵硬，而且還可擁有悠然自得的身心，以及端正美麗的姿勢。

事不宜遲，讓我們開始吧！

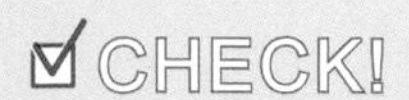

病理性的肩頸僵硬

如果覺得肩頸僵硬，嘗試請人按摩或自己練習做體操之後，不但完全沒改善，狀況甚至惡化，那麼就要懷疑，是否為疾病所致。有些肩頸僵硬導因於癌症轉移或傳染病，這種情況即使安靜不動，肩膀和手也都會疼痛，而且痛楚會愈來愈強烈。肩膀痛也有可能是牙周病或顳顎關節造成咬合失調，也可能是更年期障礙的信號。

肩膀痛有時是頸椎疾病（頸椎椎間盤突出等）或帕金森氏症的初期症狀，連睡覺時都會痛。長期肩頸僵硬的人請不要大意，做體操之前請先去一趟醫院檢查。

心肌梗塞或狹心症發作時，也會覺得從脖子到肩胛骨、手臂這一帶很痛，即使安靜不動還是會覺得抽痛，甚至產生劇烈疼痛，這時請務必立刻就醫。

[對肩頸僵硬有效的體操，請每天在生活中實踐！]

● 長時間持續使用電腦……

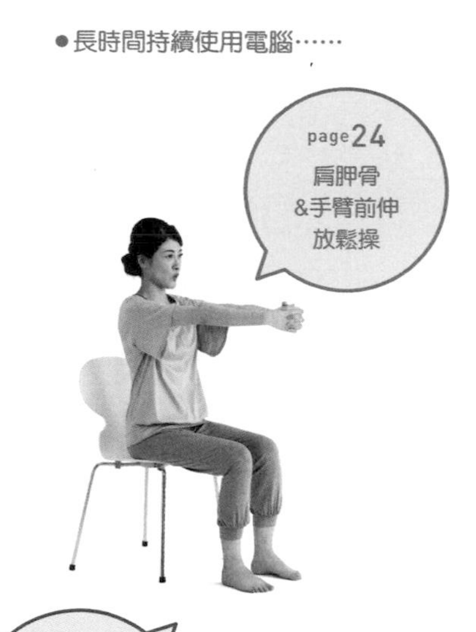

● 事情不順遂而感到疲倦時……

page42
旋轉腳踝
放鬆操

● 因人際關係而壓力感十足的晚上……

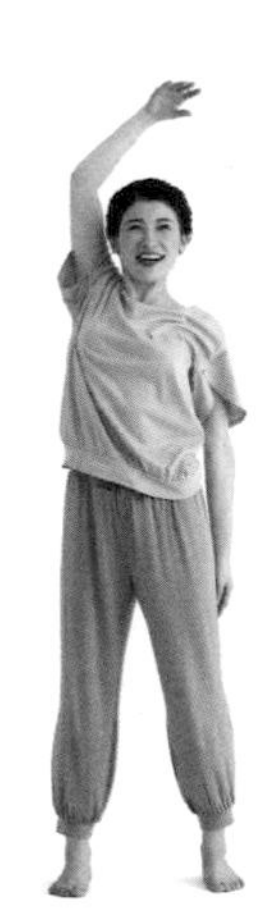

page66
喚醒快樂大腦的
手臂旋轉舞

每種體操都要搭配正確的呼吸方式！

以上僅是部分例子，請配合自己的生活和喜好，練習各種體操吧！

※如果不做任何動作肩膀就會疼痛，或肩膀有灼熱感時，請不要做體操。

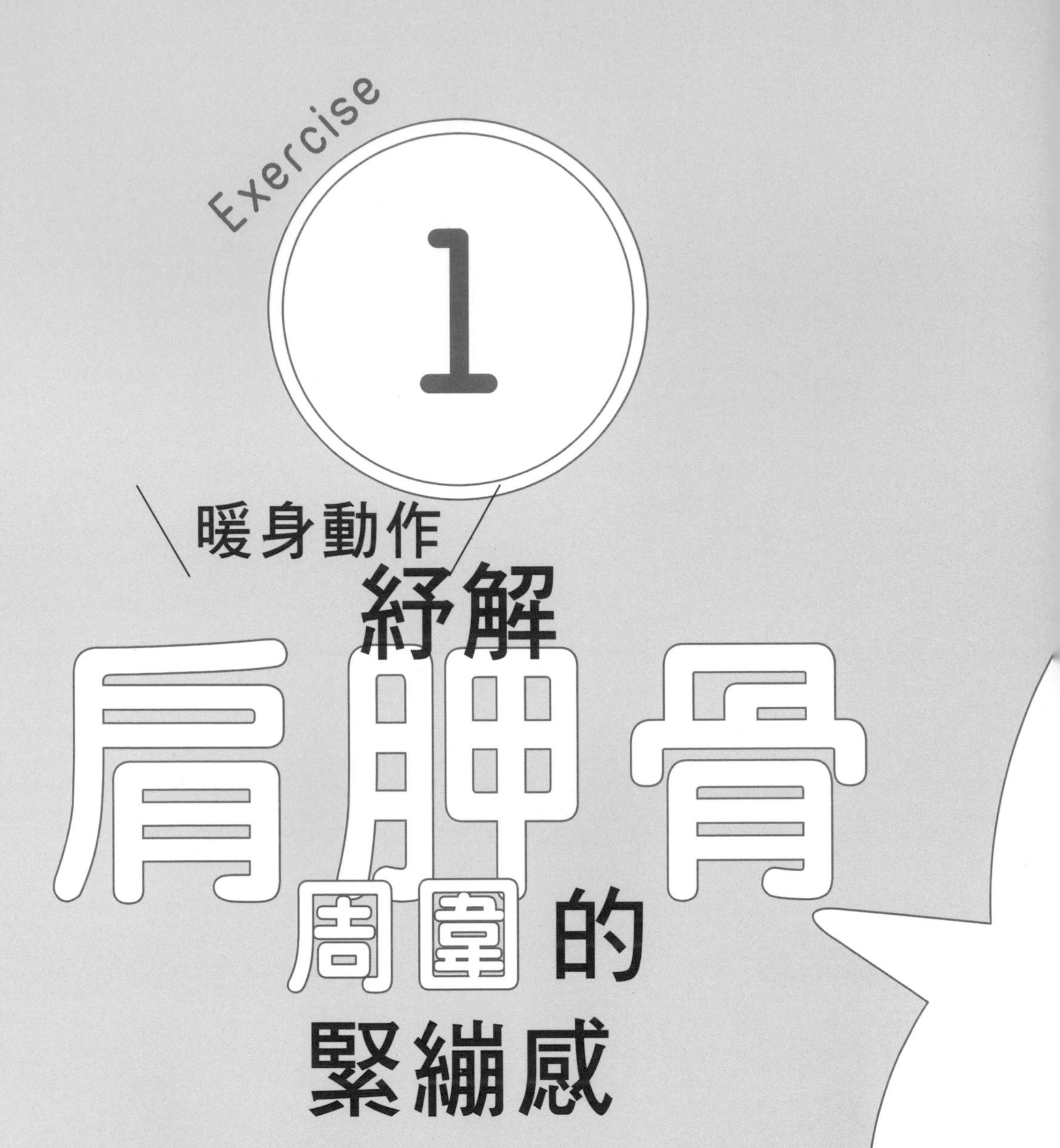

這是一套舒緩操，
請端正坐姿，
緩解肩胛骨周圍的緊繃感。

肩頸僵硬的人，大多都是長時間駝背、上身前傾，很難得活動到肩胛骨，肩胛骨周圍的肌肉因此變硬。請先記住可避免肩頸僵硬的正確姿勢，接著活動肩胛骨，鬆弛肩胛骨周圍的緊繃肌肉。一起開始練習吧！

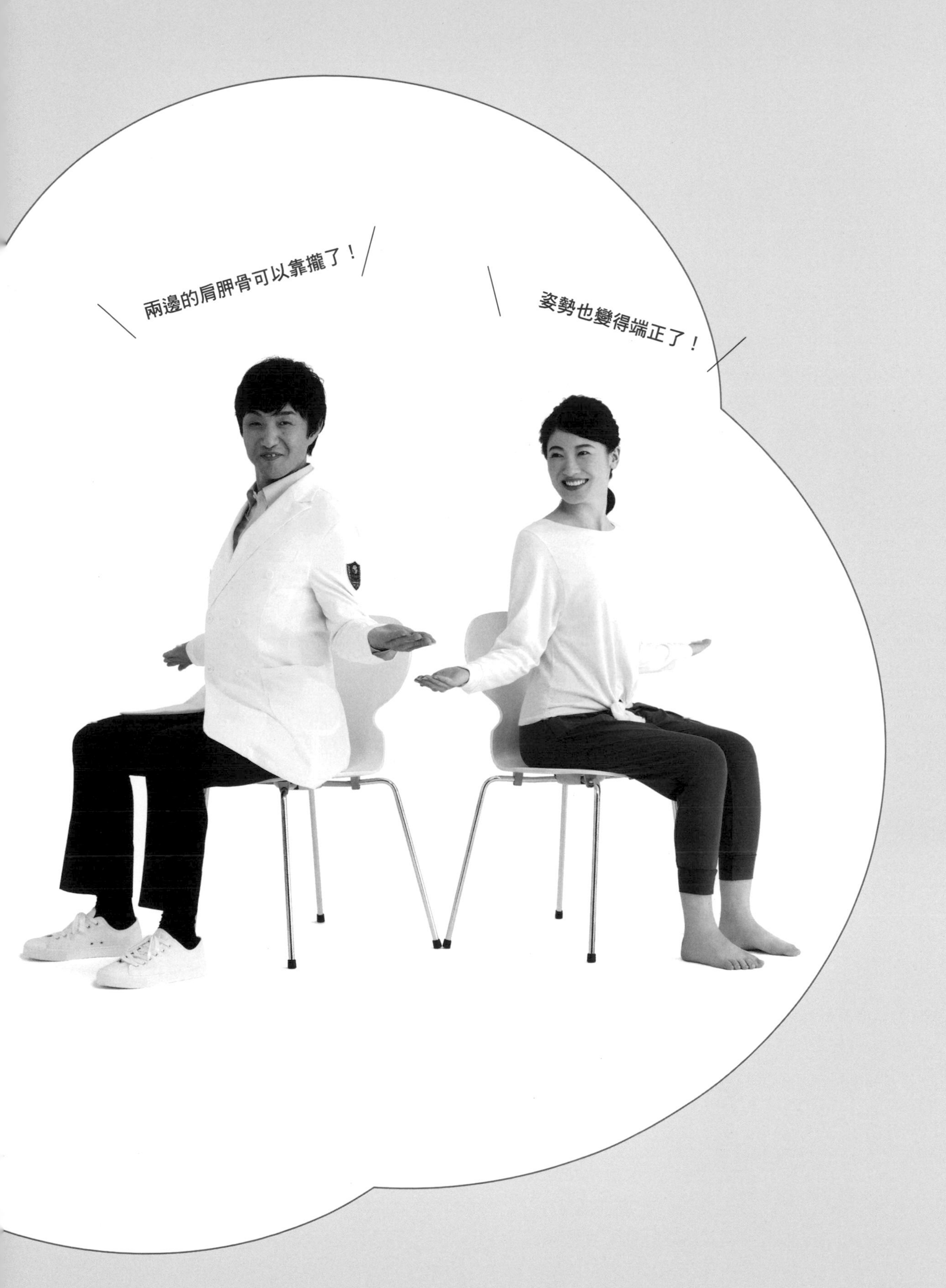
兩邊的肩胛骨可以靠攏了！
姿勢也變得端正了！

首先

＼預防肩頸僵硬／

水平微收下巴，背部自然挺直，形成骨盆挺立的姿勢，這是基本坐姿。不只在日常生活中要注意維持正確的坐姿，本書所介紹的體操若是採坐姿進行，都要維持這樣的正確姿勢。

放鬆肩頸的基本姿勢

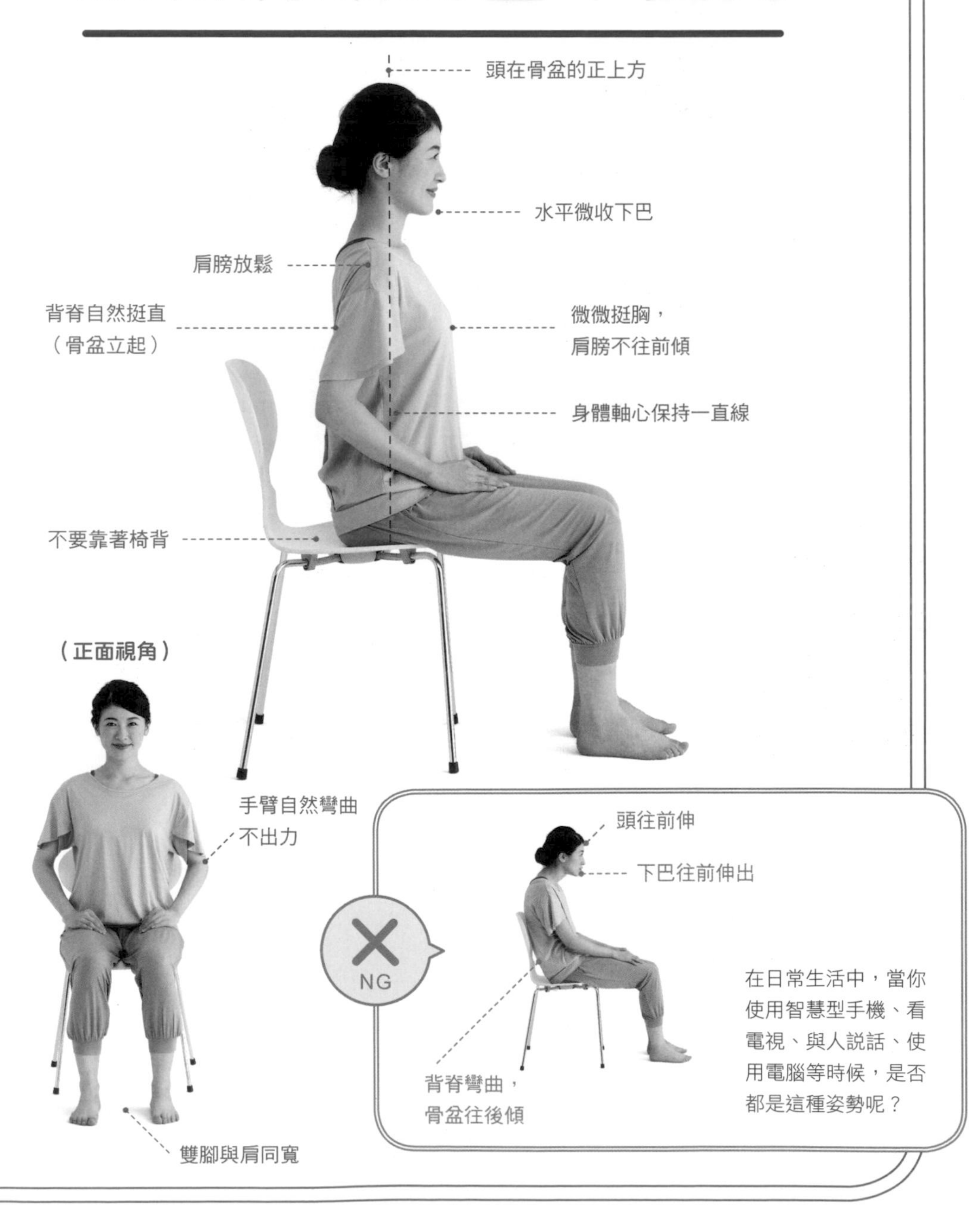

在日常生活中，當你使用智慧型手機、看電視、與人說話、使用電腦等時候，是否都是這種姿勢呢？

接下來

正坐在椅子上，左右搖晃骨盆，緩解全身的緊繃感。平常翹腳的人可改換非慣用腳，如此還可矯正姿勢。

\ 慢慢地做 /

熱身動作

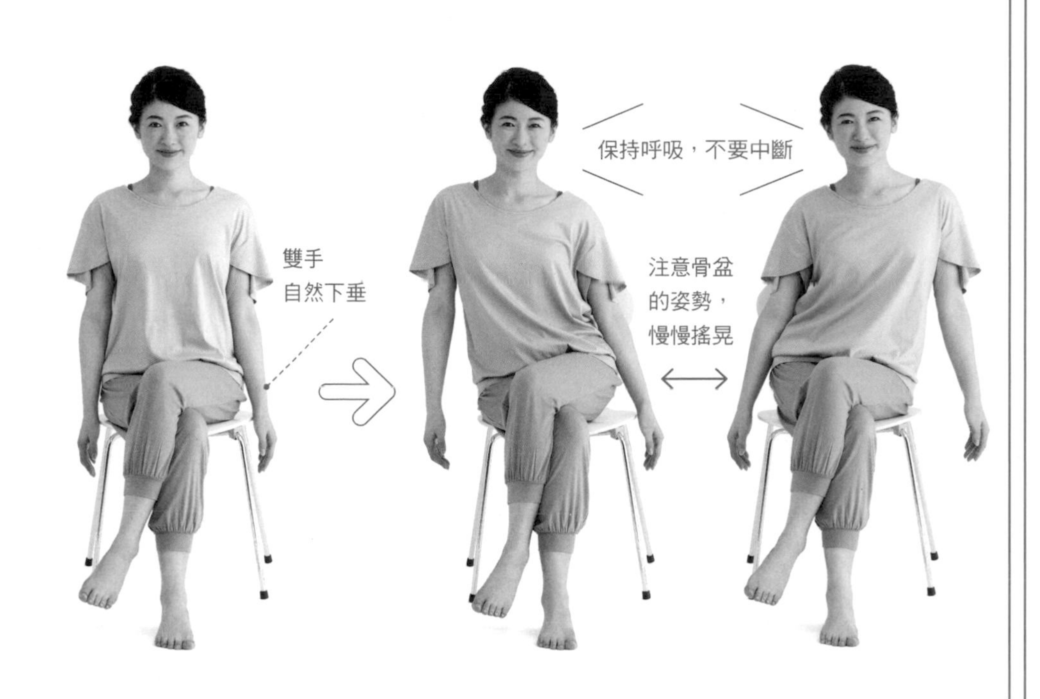

以非慣用腳翹腳

採基本坐姿，故意以非慣用腳翹腳。

（平時沒有翹腳習慣的人就不必翹腳。）

骨盆左右搖晃

全身放鬆，讓骨盆朝左右搖晃。上半身和雙手隨著骨盆的動作自然擺動即可。

紓解肩胛骨周圍的緊繃感①

手肘・肩膀旋轉操

藉由旋轉手肘與肩膀，可活動到肩胛骨，
使已經僵硬、痠痛的肩胛骨周圍活絡起來吧！

做體操前

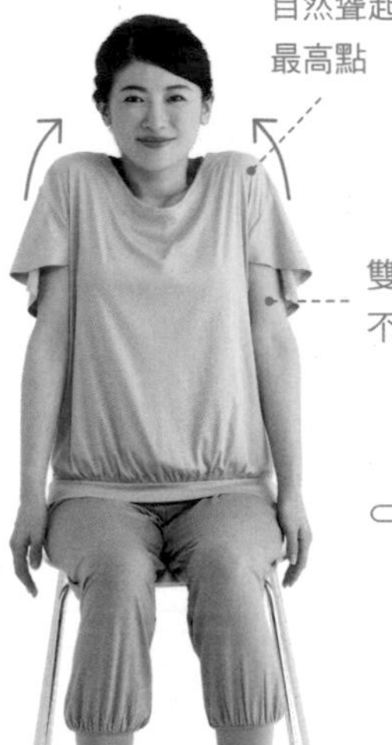

聳起雙肩

一邊吸氣，一邊把雙肩往上抬至最高點。

放下雙肩

一邊吐氣，一邊放下雙肩，釋放全身的力氣。

開始！

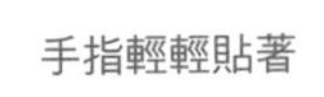
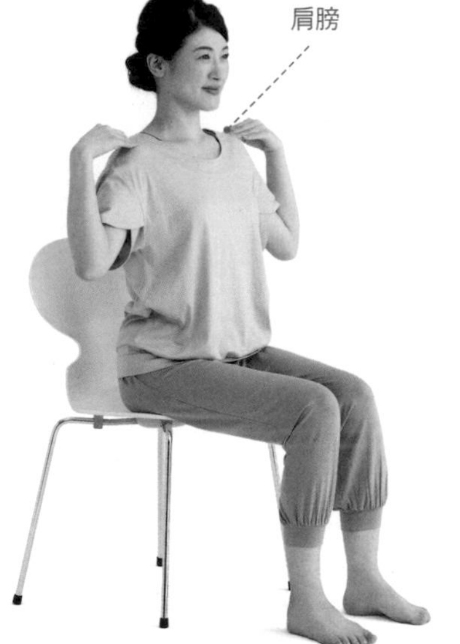

step 1

手指貼肩膀

彎曲手肘，手指摸到肩膀骨頭。

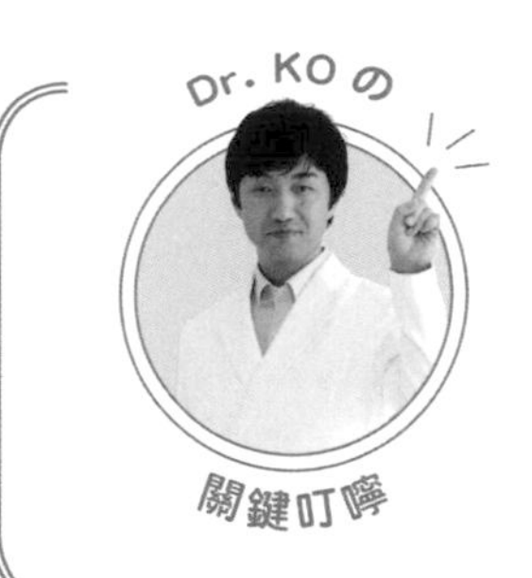

在能力範圍內做動作

如果很難同時旋轉雙手，請不要勉強，一次旋轉一手即可。如果手指很難貼著肩膀，可改貼著鎖骨，並在可活動的範圍內旋轉。

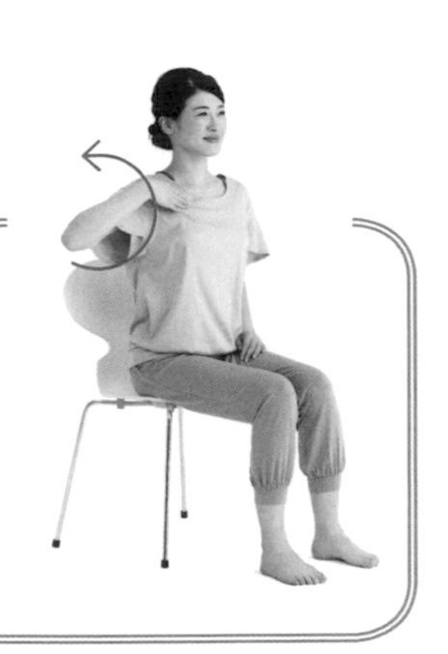

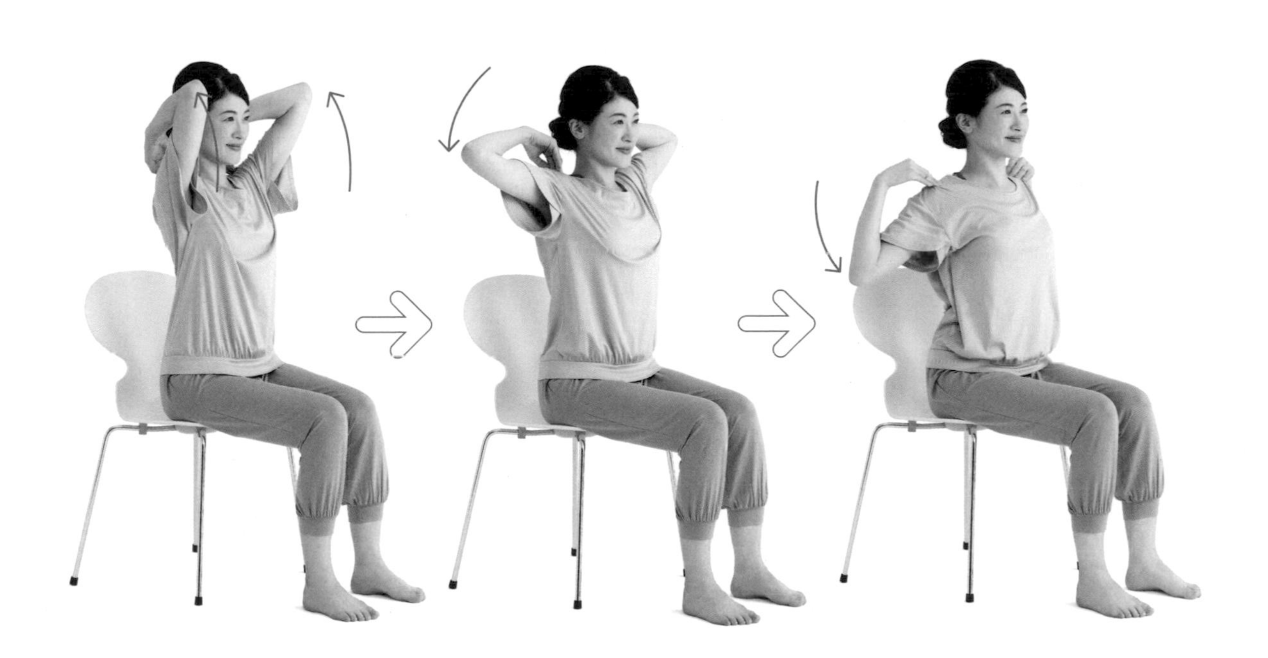

慢慢旋轉5至10次

step 2

手肘往後繞圈

手肘朝前方抬起，像畫圓一樣慢慢往後轉，轉動的幅度要愈來愈大。

什麼是「動態伸展」？

一邊活動身體的某一部分，一邊拉筋伸展，給予關節和肌肉刺激，促進僵硬痠痛的部位血流順暢。

紓解肩胛骨周圍的緊繃感②

從「向前看齊」開始！

前臂開合伸展操

靠攏肩胛骨，緩解緊繃感。
最後慢慢大口吐氣，身體全然放鬆。

熱身動作

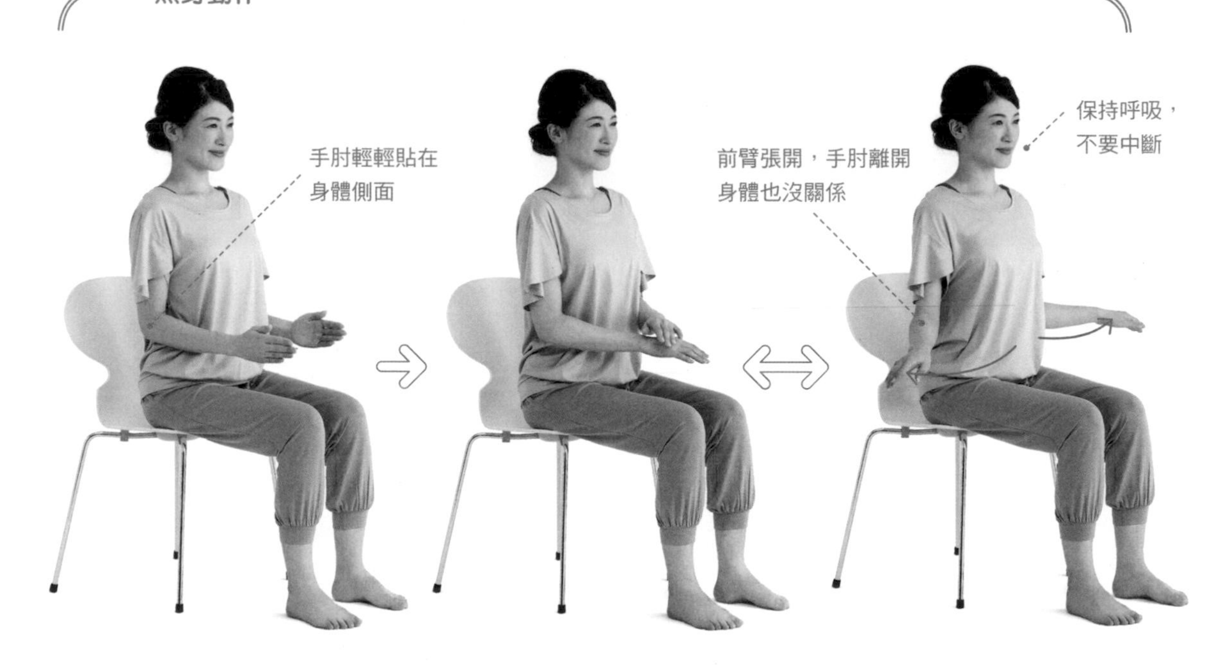

5至10次

讓我們一起「向前看齊」

先做好基本姿勢（P.16），接著雙肘貼在身體兩側，擺出「向前看齊」的動作。

手背朝上

雙手手背朝上，並在身體前方交叉。

開合前臂

手肘到手指朝左右適度張開，再回到身體前方。雙手交叉時，左右手要輪流在上面，同時感覺肩胛骨的動作。

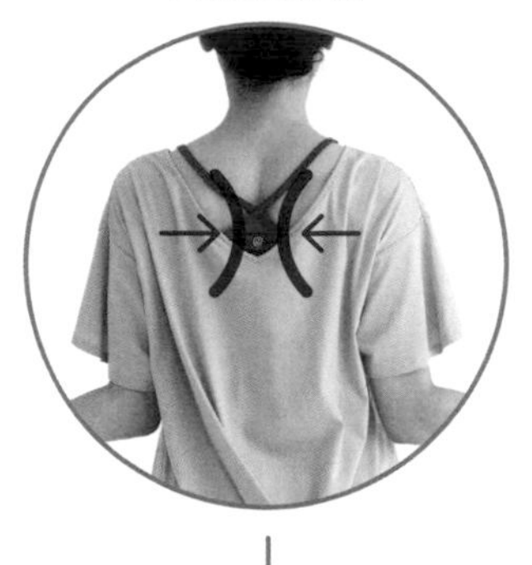

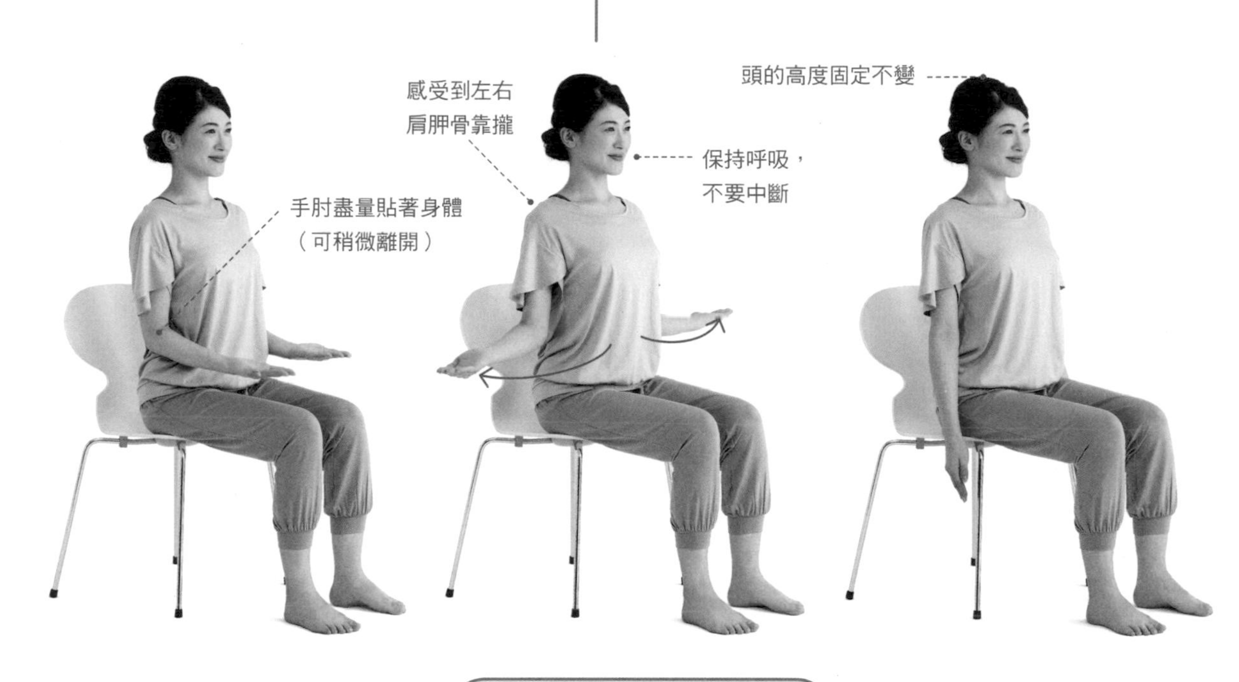

確實地慢慢做一遍

「向前看齊」後，掌心朝上

先做出「向前看齊」的動作，雙掌伸到身體前方，掌心朝上。

前臂慢慢打開

上手臂夾緊身體，手肘到手指朝左右慢慢確實地張開，夾緊肩胛骨，維持這個姿勢5至10秒鐘。

雙手垂下

慢慢放下雙手並放鬆手臂肌肉，此時要保持端正的坐姿。

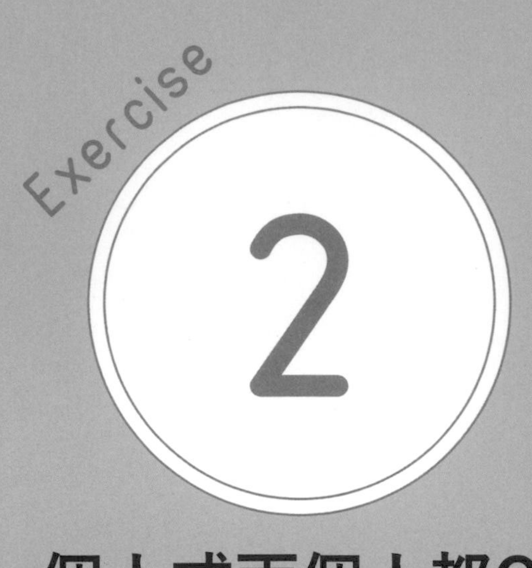

\一個人或兩個人都OK！/

放鬆肩胛骨周圍肌肉

只要時間、地點允許，
就能做一套伸展操，
放鬆肩胛骨周圍的肌肉。

雖然是肩頸僵硬造成身體不適，但我們要從活動肩胛骨開始，避免因為硬僵而持續不活動。本單元介紹的體操就算只是慢慢做一遍，也能鬆弛肩胛骨周圍的肌肉。有空閒的時候，就坐在椅子上練習吧！可以一個人做，如果兩個人一起做，拉筋伸展的感覺會更加強烈。

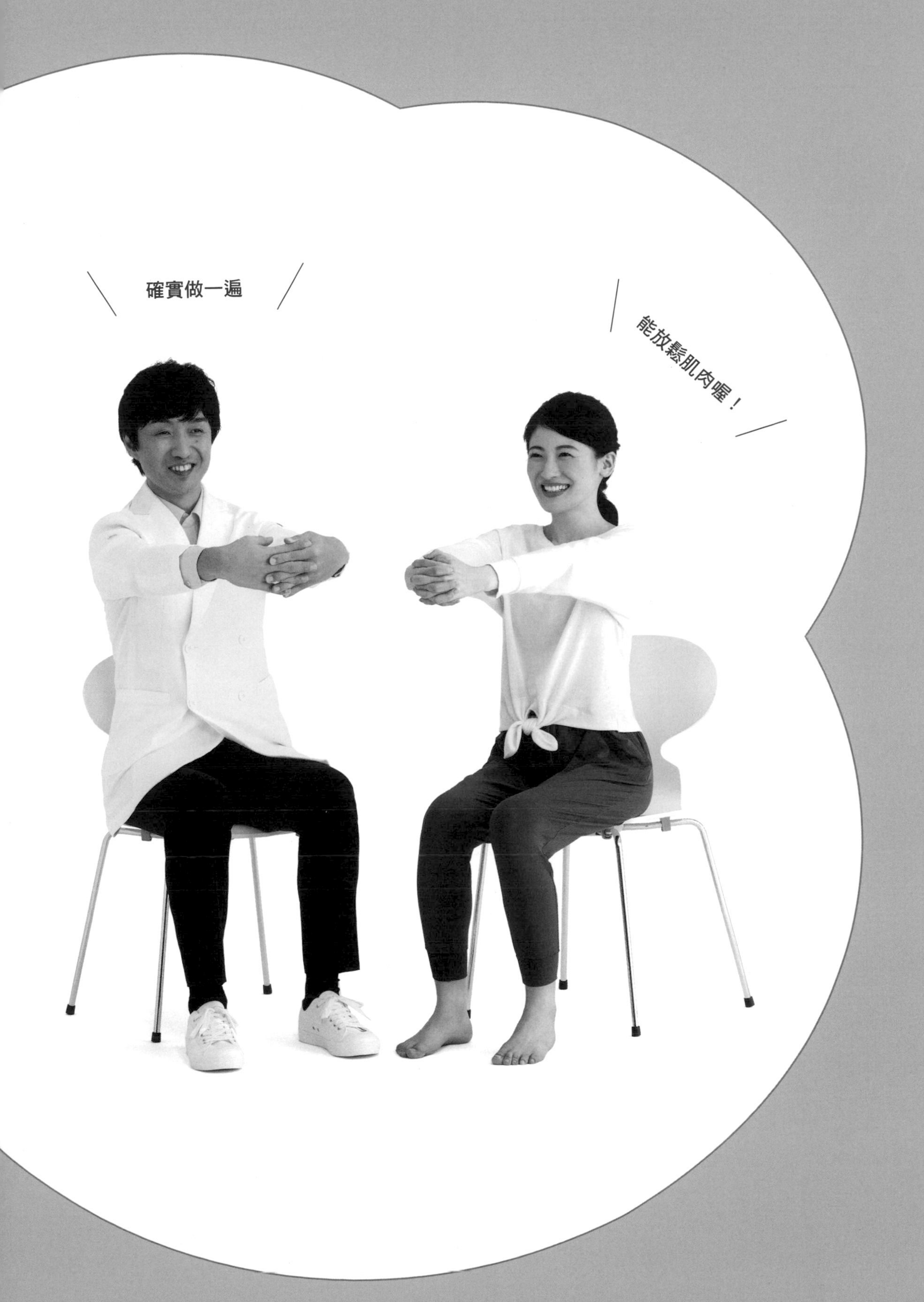
確實做一遍
能放鬆肌肉喔！

肩胛骨&手臂前伸
放鬆操

雙手交握後，朝前方伸出去，
藉此伸展肩胛骨周圍的肌肉。

做體操前，請先參見P.18，
練習雙肩聳起和放下的動作

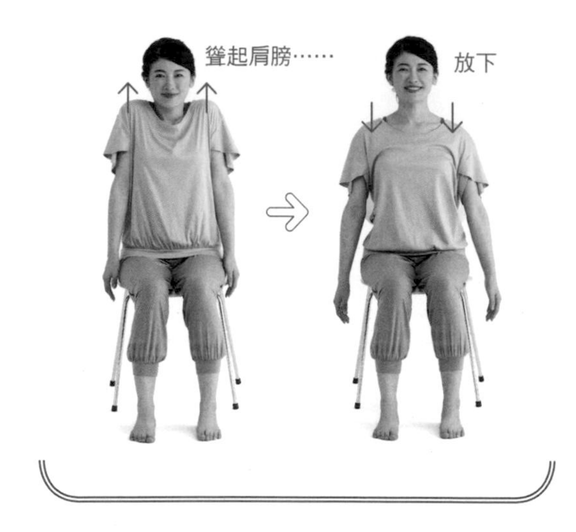

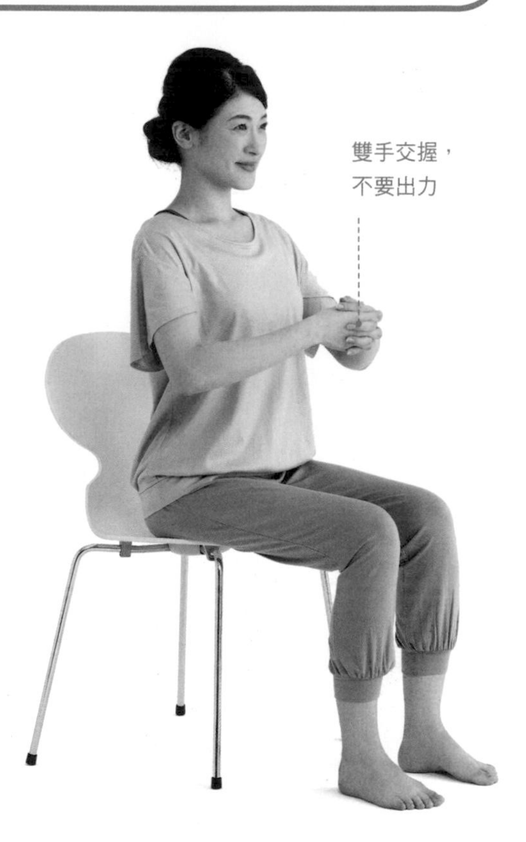

雙手交握

雙手在身體前方輕輕交握。

＼有輔助者會更舒暢！／

做體操時，若有人能幫忙，就可盡量將手臂伸得更長。輔助者一手輕輕貼在做操者的胸部上方，另一手抓住交握的雙手往前拉。

輔助者要注意避免太用力，動作要慢且確實。請視對方的能力來決定往前拉的距離。

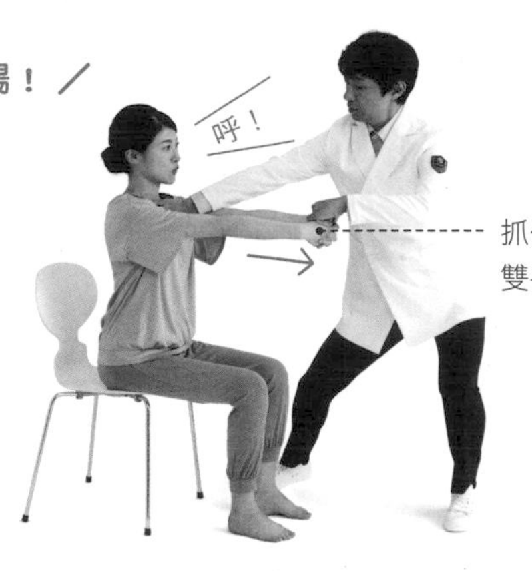

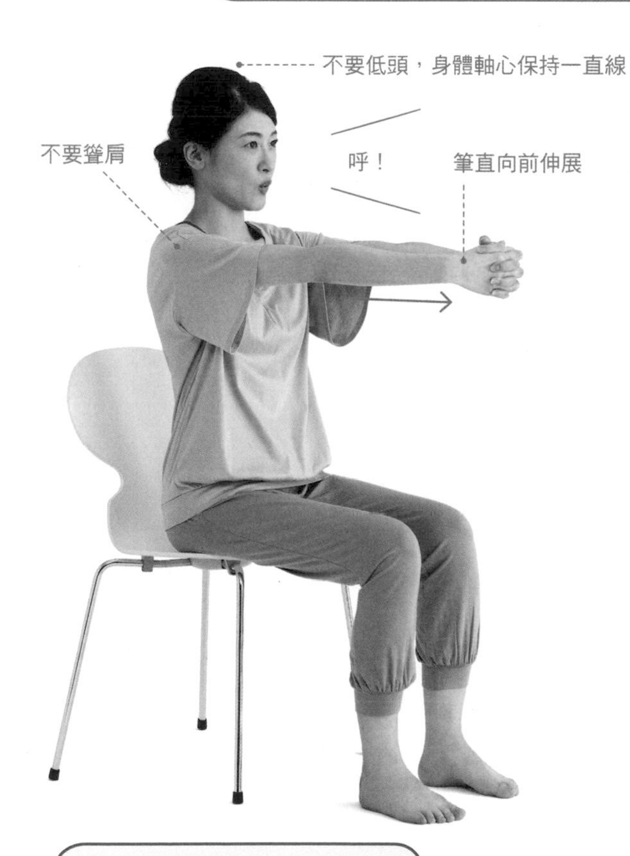

確實地慢慢做一遍

直直地將雙手伸向前方

一邊吐氣，一邊將雙手慢慢伸向前方，維持前伸姿勢5至10秒鐘。

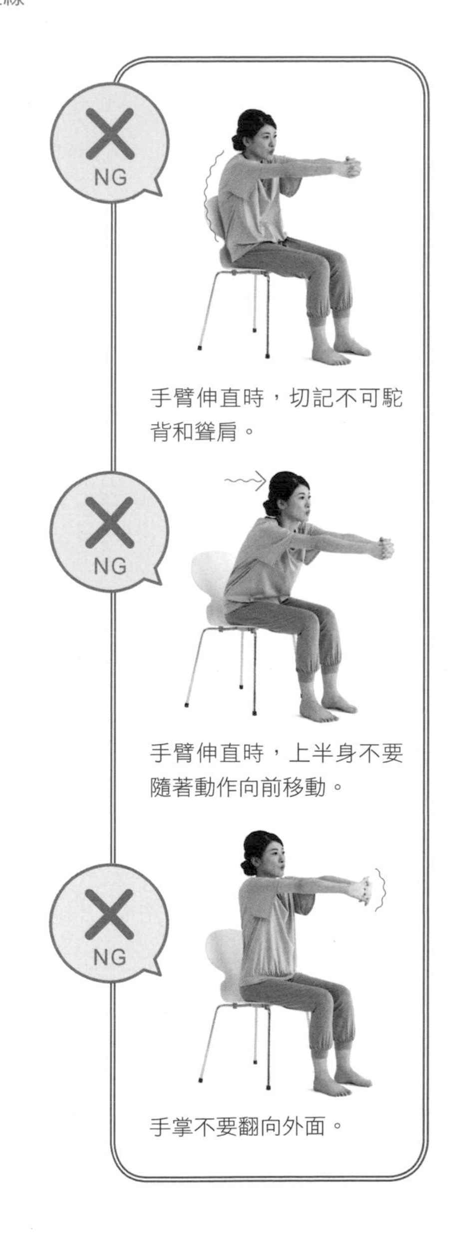

手臂伸直時，切記不可駝背和聳肩。

手臂伸直時，上半身不要隨著動作向前移動。

手掌不要翻向外面。

肩胛骨&手肘前伸
放鬆操

左右手肘先前後反覆擺動，再往前伸展，
藉此可活動到肩胛骨。

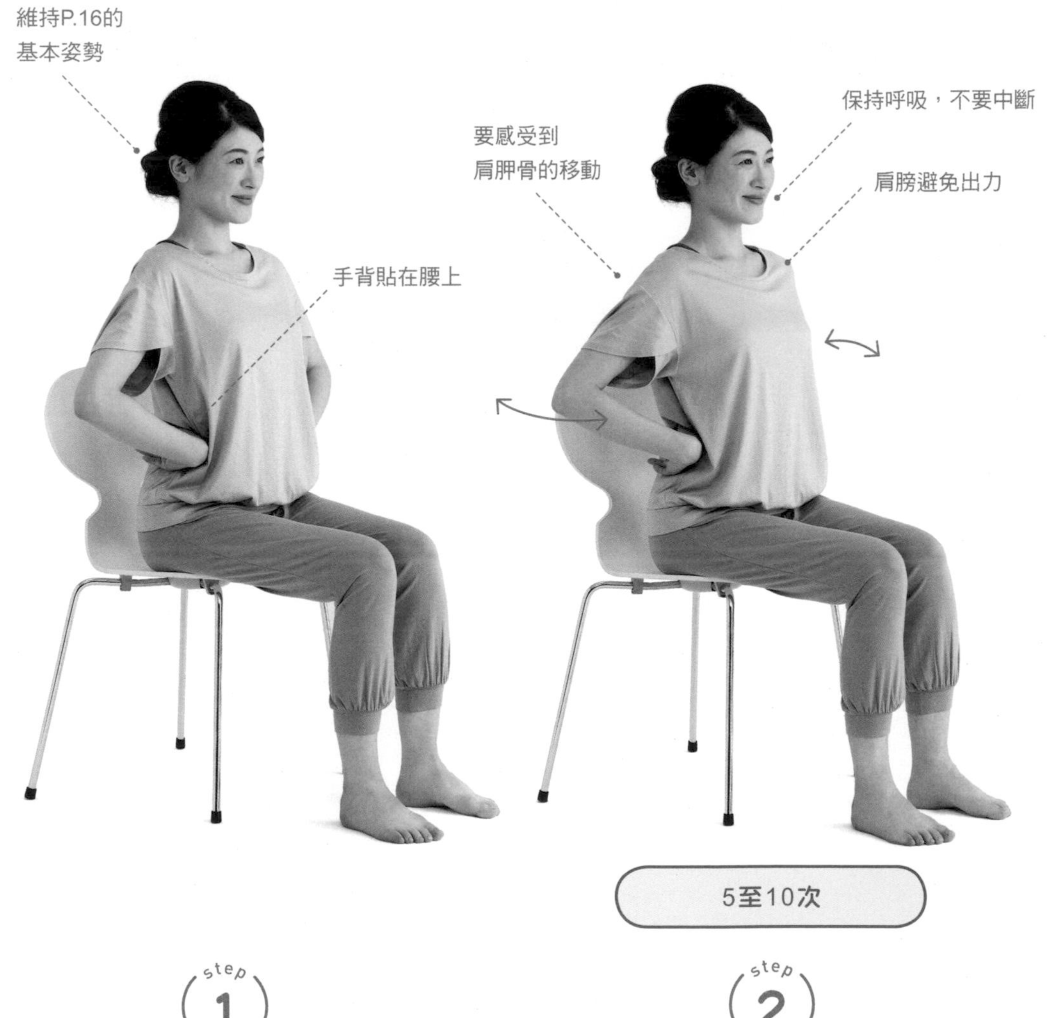

5至10次

step 1

手貼著腰

雙手手背分別貼在腰部
兩側。

step 2

手肘朝前後反覆擺動

手背貼在腰上，手肘輕輕
朝前後擺動。

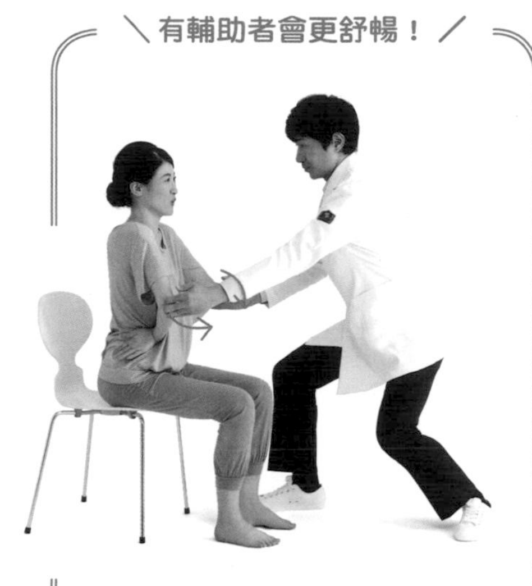

＼有輔助者會更舒暢！／

這個體操如果有他人的協助，會更具效果。輔助者輕輕抓住做操者的雙手手肘，並往前拉。關節的可動範圍因人而異，請不要過於用力，仔細觀察做操者的反應，在對方不會痛的範圍內緩慢且慎重地輔助。

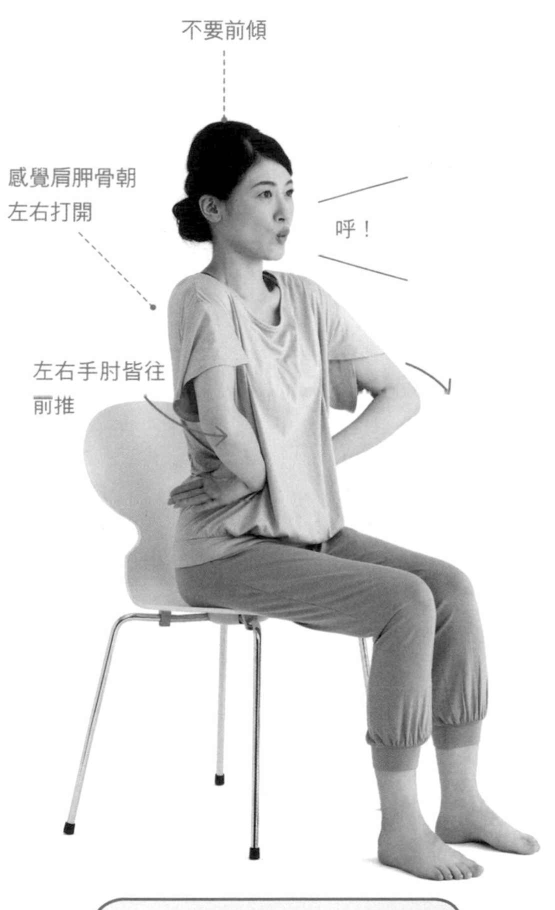

確實地慢慢做一遍

手肘往前伸展

一邊吐氣，一邊慢慢把雙肘往前推，維持姿勢5至10秒鐘。

運用身邊的道具！

伸展 肩周肌肉

旋轉、搖晃、伸展，
這一套體操會讓人覺得好舒服，
每天都想做。

利用圍巾、彈力帶等身邊的物品，就能伸展肩膀及其周圍的肌肉。一旦習慣了這套體操，肩胛骨的動作一定能變得極為順暢。

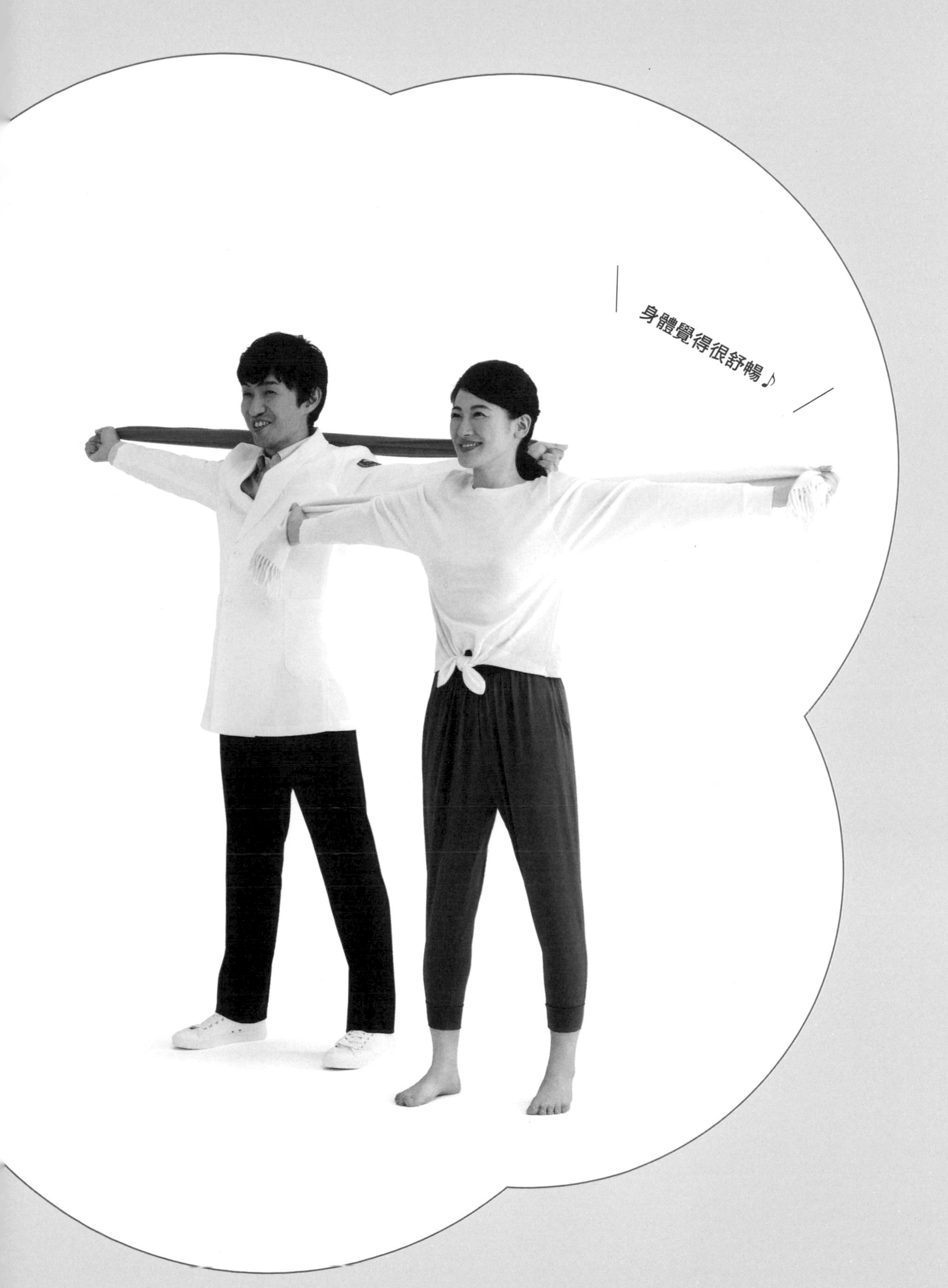
身體覺得很舒暢♪

伸展肩周肌肉①

手臂後伸+上下晃動
伸展操

像畫圓一般將雙手伸向後方，接著上下晃動，
可讓肩胛骨的動作更為順暢。

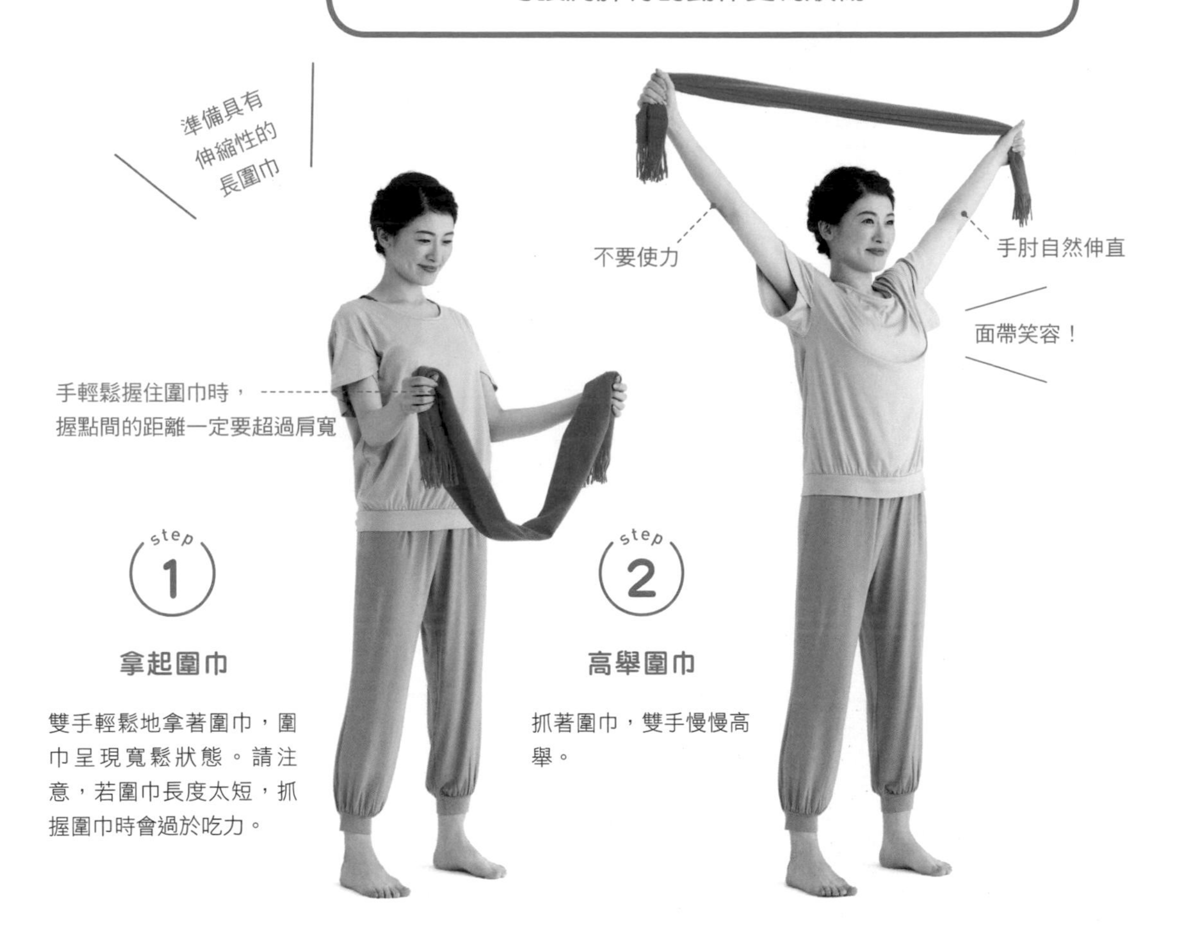

step 1

拿起圍巾

雙手輕鬆地拿著圍巾，圍巾呈現寬鬆狀態。請注意，若圍巾長度太短，抓握圍巾時會過於吃力。

step 2

高舉圍巾

抓著圍巾，雙手慢慢高舉。

改用這些道具也OK！

進行這個體操和P.32至P.33的體操時，除了使用圍巾之外，還可使用跳繩等身邊易得的物品。重點在於，道具的長度要超過兩手張開的寬度，且須具有伸縮性，這樣即使不出力，也能輕鬆旋轉手臂。

◎彈力帶

伸縮性各有不同，請配合自己的需求挑選。

NG
手過於用力
拉扯圍巾
雙手張得不夠開
憋氣
手肘彎曲

不要用力
拉扯圍巾
手臂輕輕
上下晃動
呼！

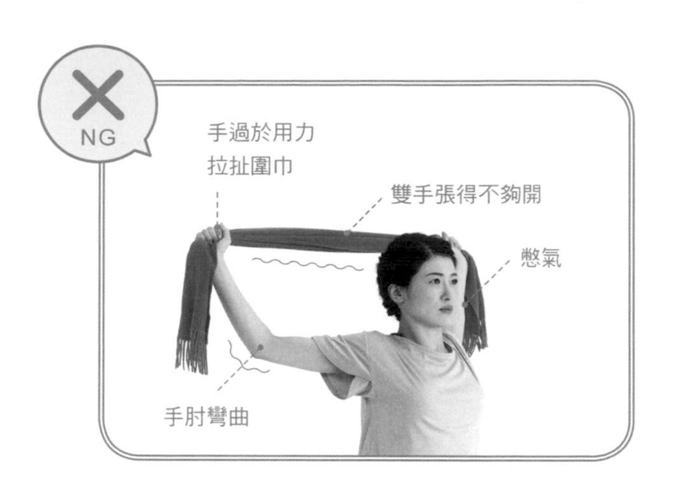

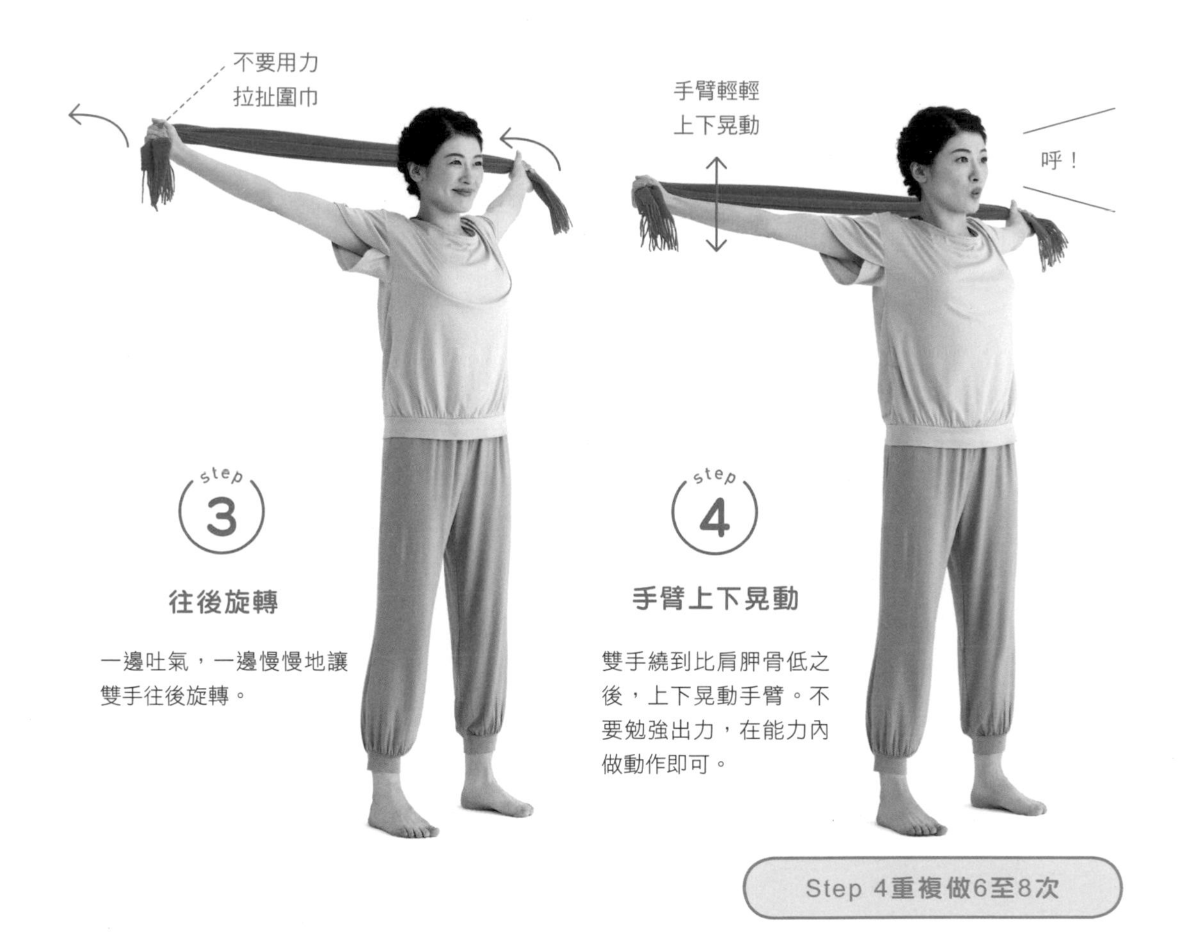

step 3

往後旋轉

一邊吐氣，一邊慢慢地讓雙手往後旋轉。

step 4

手臂上下晃動

雙手繞到比肩胛骨低之後，上下晃動手臂。不要勉強出力，在能力內做動作即可。

Step 4重複做6至8次

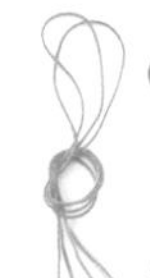

○跳繩

價格實惠，長度也夠。使用時摺成一半。

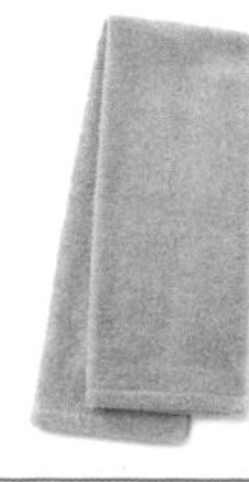

△運動毛巾

厚度夠，讓人容易握牢。如果想增加長度，使用時就握住對角線的邊角。建議不要選擇洗臉用的短毛巾，因為長度不足，容易給肩膀帶來負擔。

伸展肩周肌肉②

側腹拉筋伸展操

闊背肌從側腹延伸到背脊正中央，一直到骨盆為止。
這個體操可讓這塊大肌肉得到伸展。

使用具有伸縮性的長圍巾等物品（參見P.30至P.31）

輕鬆握住圍巾，握點距離一定要超過肩膀寬度
不要出力
手肘自然伸直

step
1

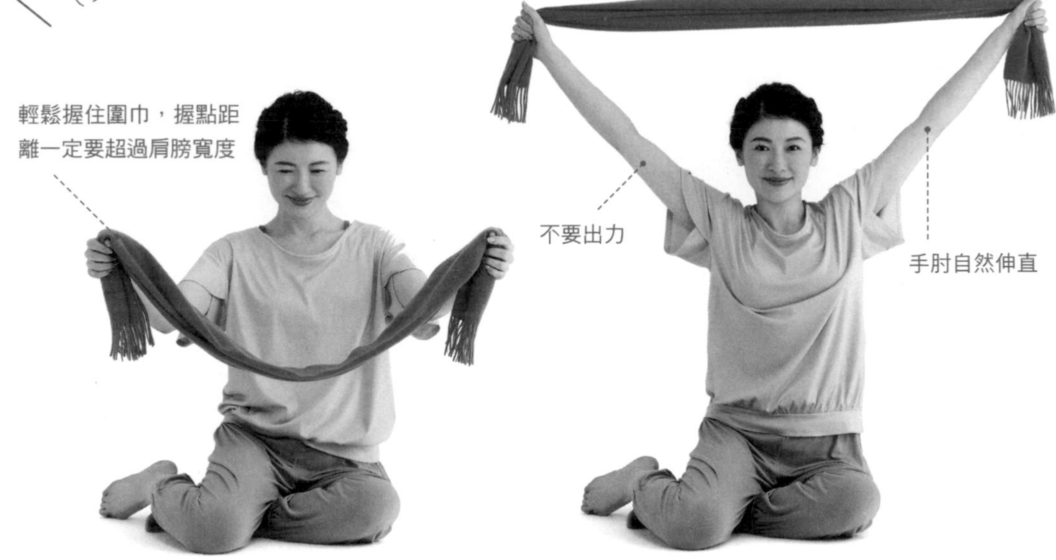

側身坐下，拿起圍巾

雙腳稍微錯開，側身坐下。雙手在身體前面輕輕握著圍巾。

step
2

高舉圍巾

維持正常呼吸，慢慢舉起雙手。

什麼是闊背肌？

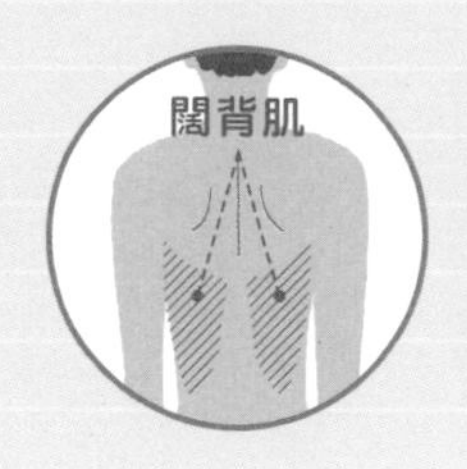

闊背肌是一塊大肌肉，從側腹到脊椎，向下延伸到骨盆附近。闊背肌一旦僵硬就會很難活動手臂，活動側腹時也會覺得極不順暢。只要讓闊背肌變得柔軟，就能改善肩胛骨的靈活度，幫助消除肩頸僵硬，甚至還能預防腰痛。

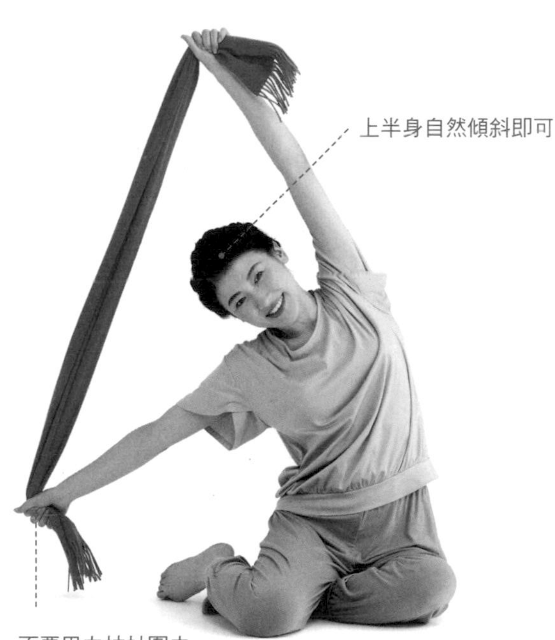

上半身自然傾斜即可

不要用力拉扯圍巾

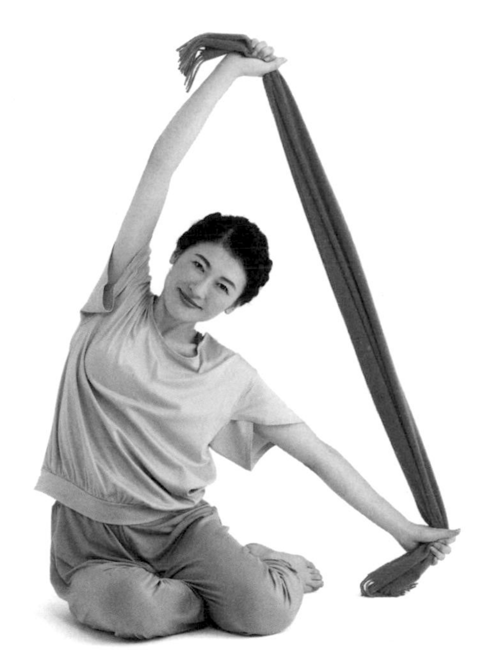

Step 2至3重複1至2次

上半身朝側邊傾斜

手部動作不變，身體慢慢朝側邊（外側腳的方向）傾斜，並維持這個姿勢5至10秒鐘，再慢慢回到Step 2的姿勢。

※如果感到某一邊比較難傾斜，就朝那一邊多做幾次吧！

習慣這些動作之後，努力維持這個姿勢20至30秒鐘！

大幅度活動！

肩胛骨&胸椎

大幅度活動肩胛骨，
可一併改善骨盆歪斜。

在側躺的狀態下旋轉手臂，讓肩胛骨大幅活動。藉由扭轉上半身可活動到胸椎（脊椎的中央部位），合併按摩薦髂關節和髂骨，就能矯正骨盤歪斜。

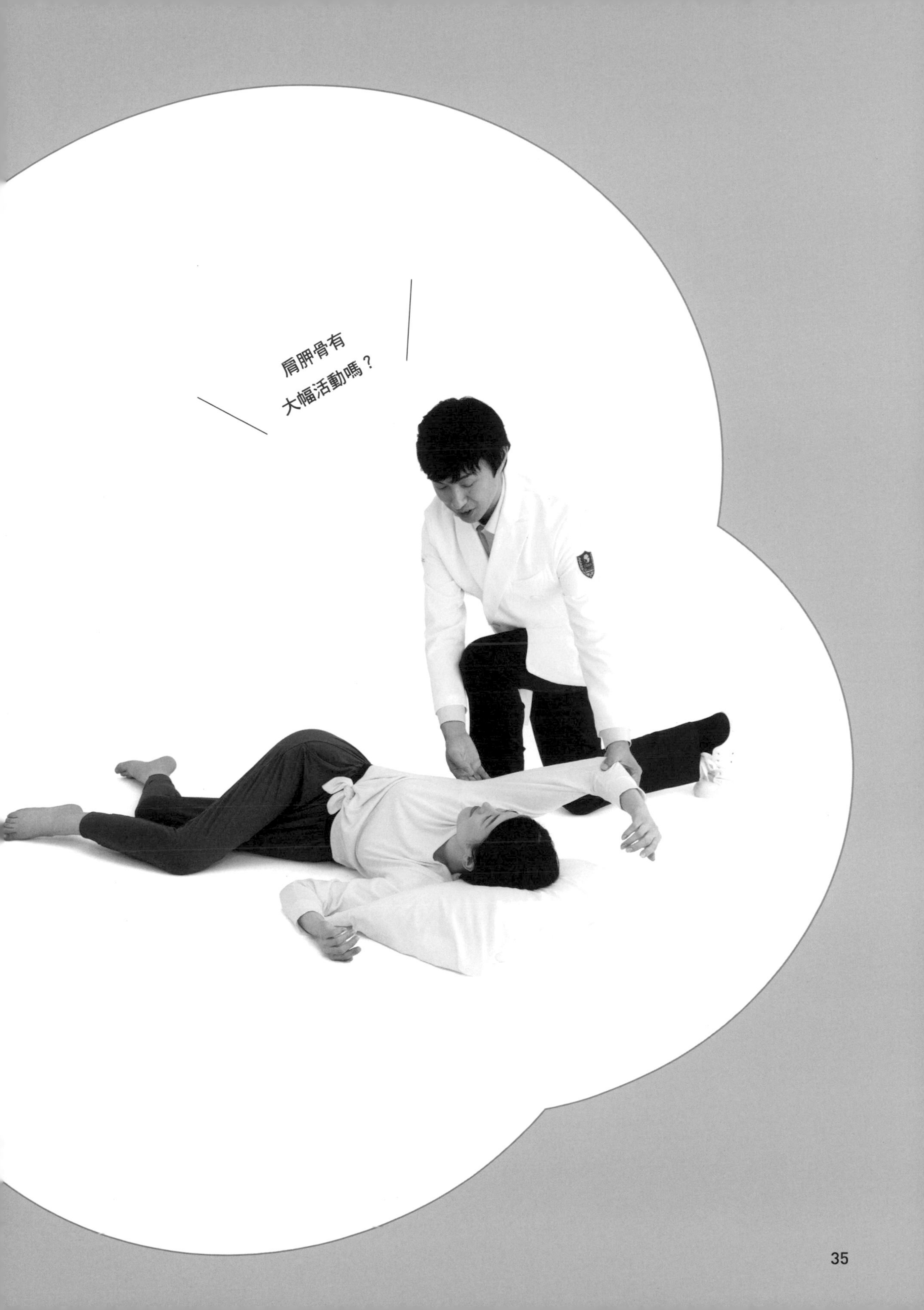
肩胛骨有
大幅活動嗎？

睡姿旋肩伸展操

這套體操不但能活動肩胛骨和骨盆周圍，
也能矯正身體的不對稱狀況。

熱身動作

（後方視角）

來回摩擦幾公釐，
溫柔地按摩2至3次

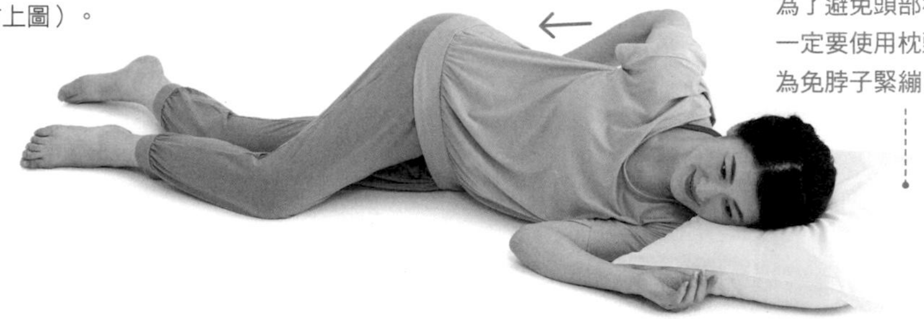

step 1

撫摸並按摩薦髂關節

在側躺的狀態下慢慢深呼吸，以靠近天花板的那一手輕輕撫摸薦髂關節（參見右上圖）。

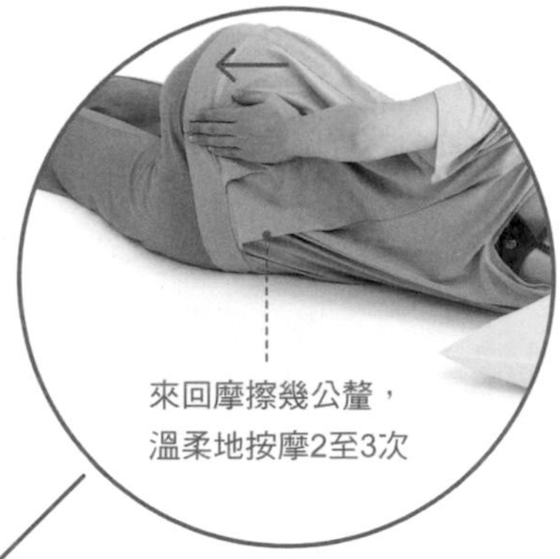

為了避免頭部移位，
一定要使用枕頭。
為免脖子緊繃，枕頭勿太高。

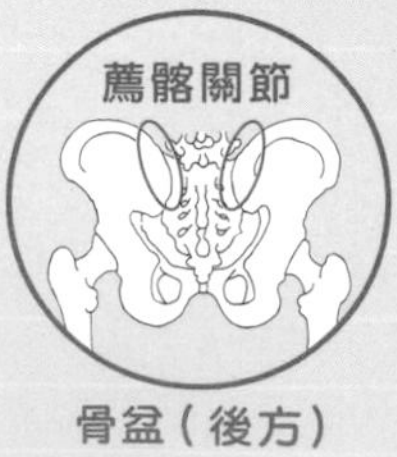

什麼是薦髂關節？

薦髂關節

骨盆（後方）

薦髂關節是連接脊椎末端的薦骨和骨盆髂骨的人體重要關節，可動範圍不大，約只有前後幾公釐，但是，薦髂關節一旦錯位就會導致全身骨骼歪斜。

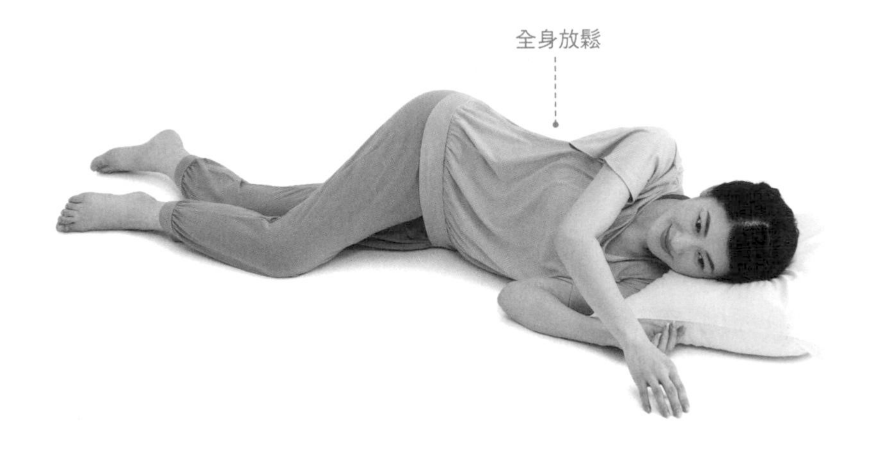

全身放鬆

保持側躺姿勢，面向側邊，
雙手自然擺在臉部的前面。

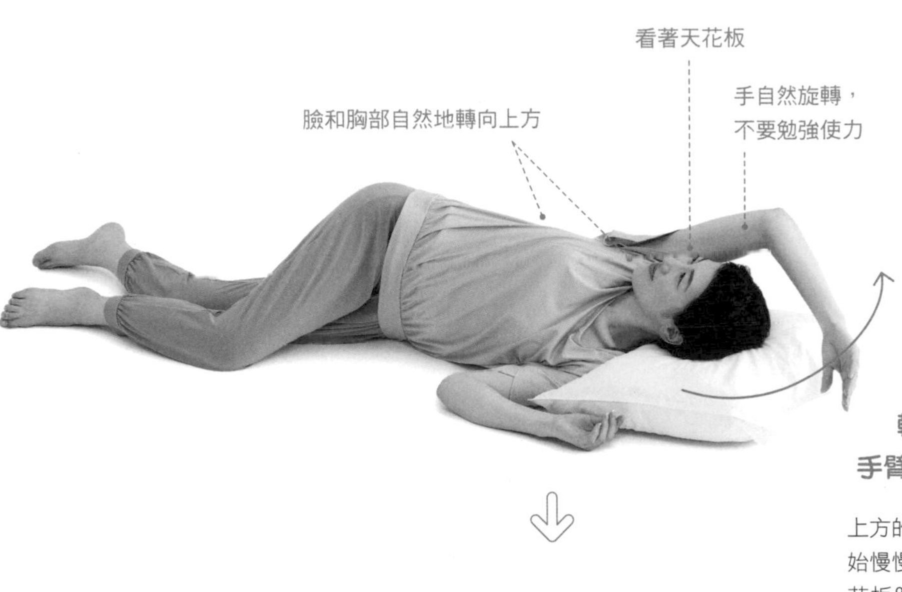

轉動肩膀，手臂與天花板平行

上方的手舉至頭頂，開
始慢慢旋轉。手要和天
花板&地板平行。扭轉
上半身，擴胸。

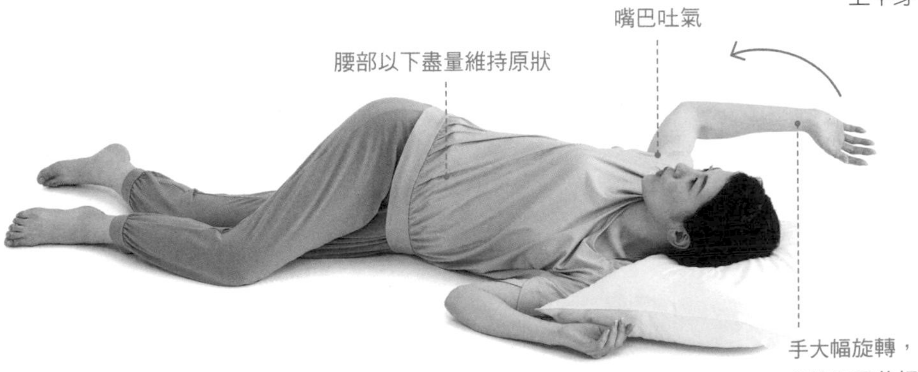

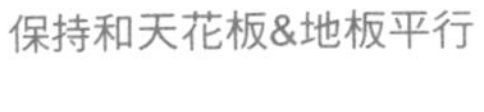

接續下一頁

手畫出一個大圓，
向遠方伸展
嘴巴吐氣

轉圈的手繞至下方，回到原本的位置

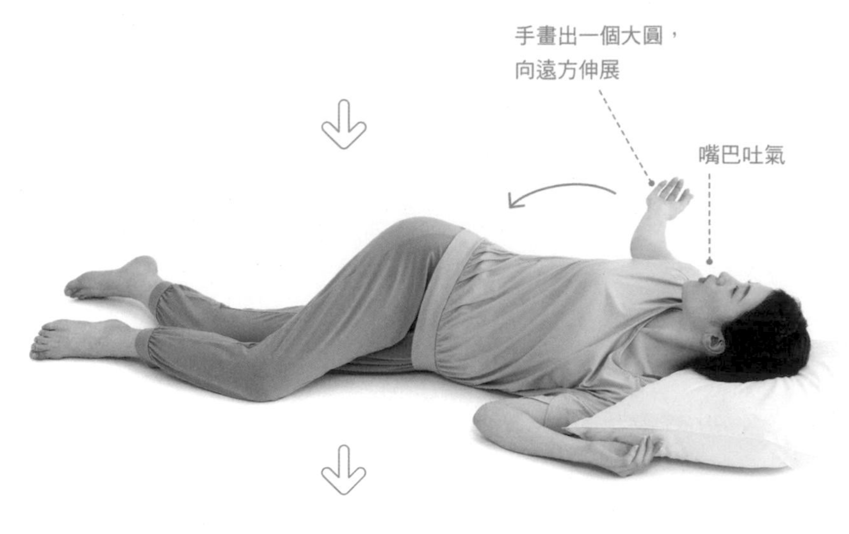

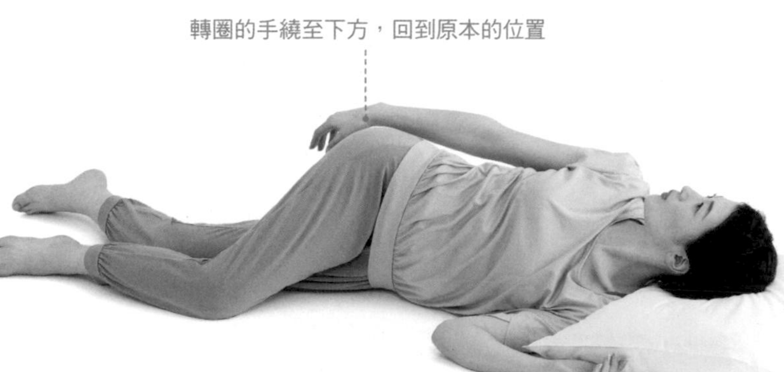

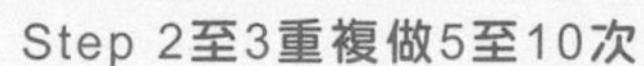

反方向
從 Step 1
重頭做一遍

NG

膝蓋沒有碰到地面
肚臍位移朝上

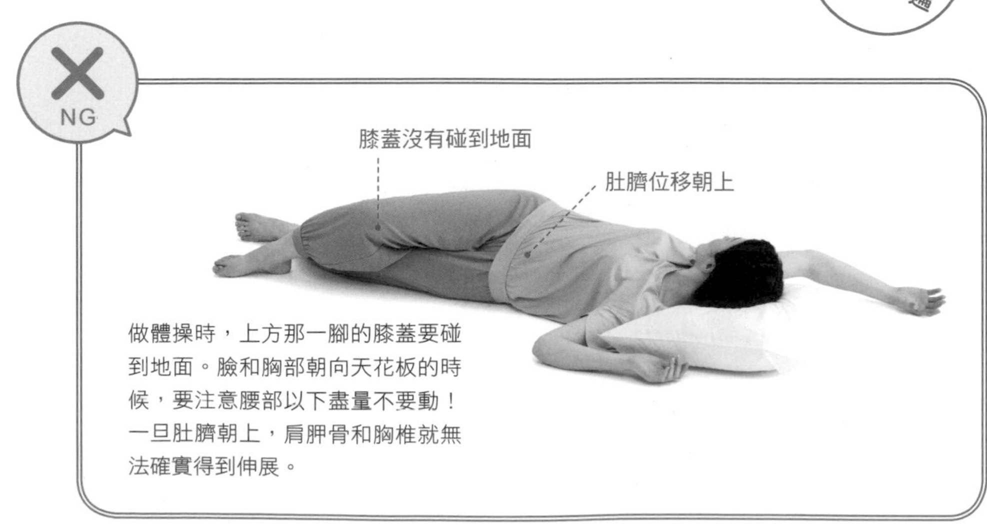

做體操時，上方那一腳的膝蓋要碰到地面。臉和胸部朝向天花板的時候，要注意腰部以下盡量不要動！一旦肚臍朝上，肩胛骨和胸椎就無法確實得到伸展。

結束動作

撫摸&按摩髂骨

仰躺，慢慢呼吸，同時以雙手輕輕來回撫摸髂骨2至3次。

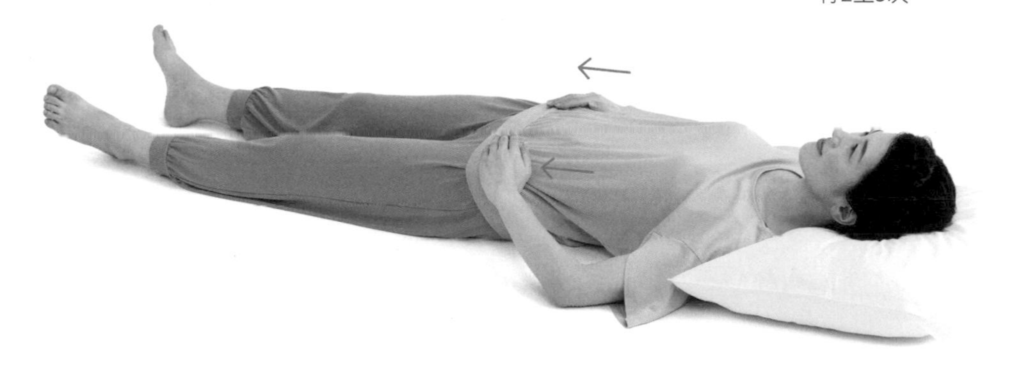

什麼是髂骨？

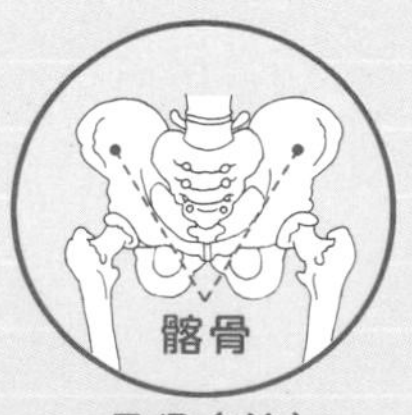

骨盆（前）

位在骨盆左右兩邊，屬於骨盆的一部分。髂骨的功用在於保護腸子等內臟。只要薦髂關節和髂骨的位置正確，就能矯正左右兩邊骨骼的歪斜，進而讓身體保持對稱。

肩頸大敵！

身心壓力釋放術

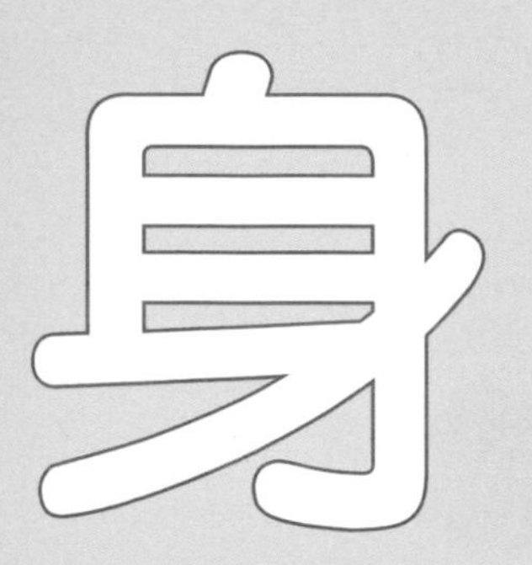

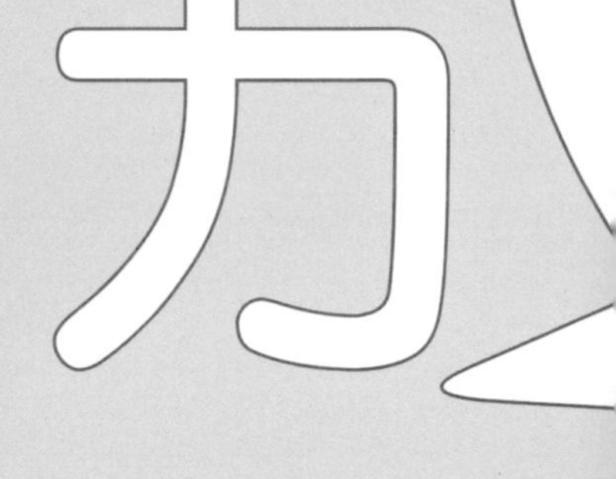

藉由旋轉腳踝和冥想，
幫助身心一併放鬆。

本書前半部分介紹的體操主要在保養肩胛骨周圍的肌肉，本單元則要聚焦保養大腦和自律神經。日常生活中感受到壓力時，肩膀周圍的肌肉就會變得緊繃，血液循環也會變差，因而造成肩頸僵硬。建議要盡量學會鎮定心神，適時鬆弛緊繃的肌肉。

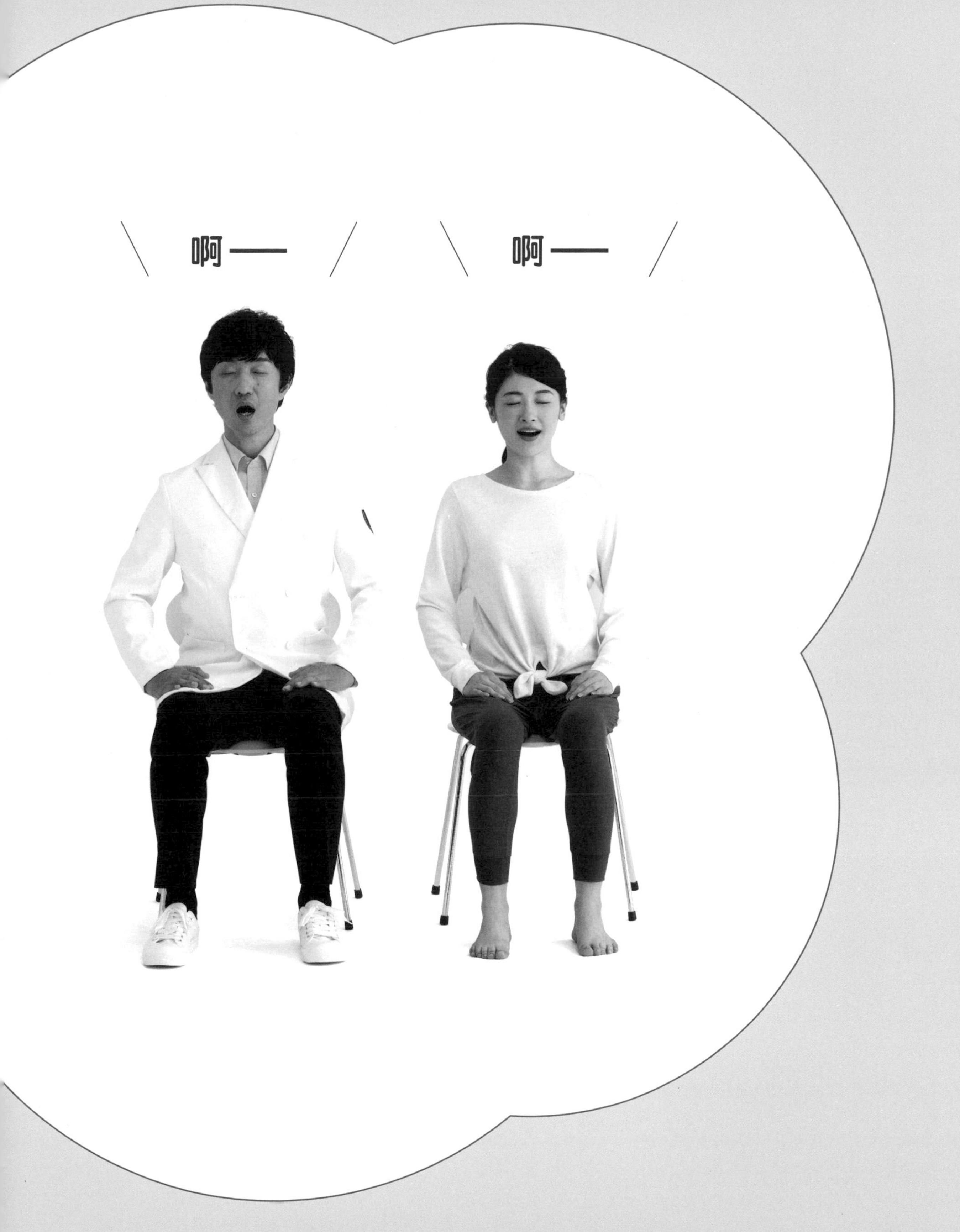
啊——
啊——

旋轉腳踝放鬆操

手指與腳趾交握，緩慢地旋轉腳踝，
同時放鬆身心。

做體操前，請先參見P.18，
練習雙肩聳起和放下的動作

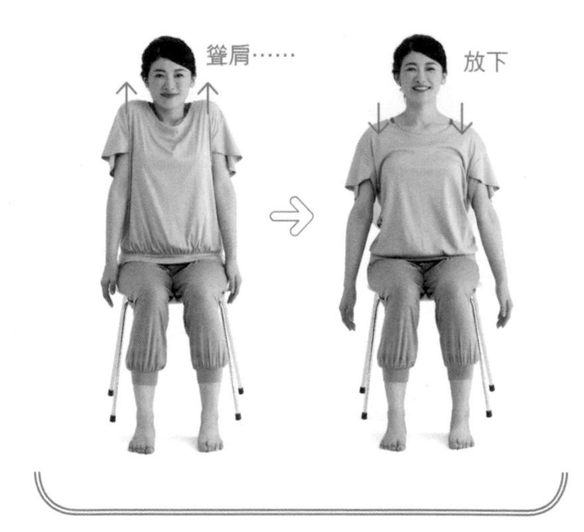

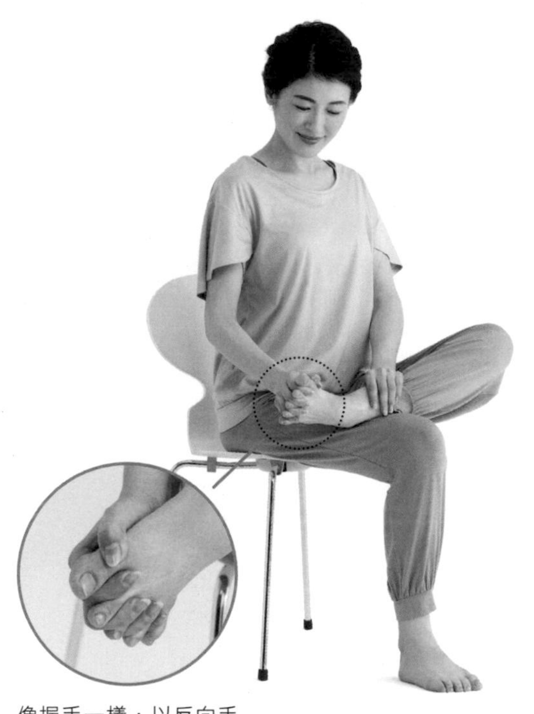

像握手一樣，以反向手
牢牢握住單腳腳趾。

手指與腳趾交握

坐在椅子上，一腳放在另一腳的大腿上。著地那一腳同側的手與抬高的腳趾交握。

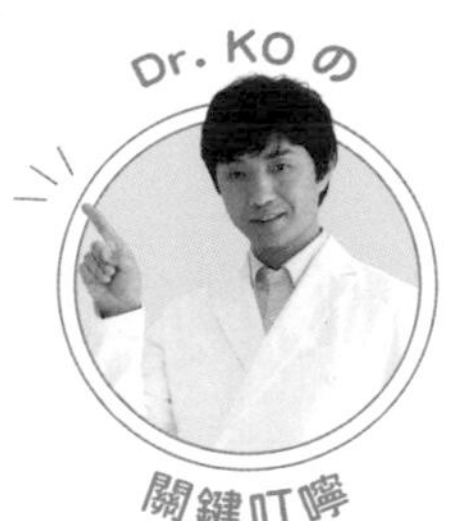

「心情愉悅」最重要

放鬆整天塞在鞋子裡的腳掌，把腳趾一根一根撐開來吧！撐開所有的腳趾後，感覺真是舒服。這種感覺，與身心乃至於肩膀放鬆都有關係。在區域反射療法中，理論上，腳底和手掌等處的反射區會對應到某些內臟與器官。腳底的前側有多個能夠緩和肩頸僵硬的反射區，按壓的程度只要稍有「痛快」即可。如果腳踝僵硬就很容易跌倒，建議要大幅度旋轉腳踝，藉此維持柔軟度並預防跌倒，避免日後發生意外必須臥病在床。

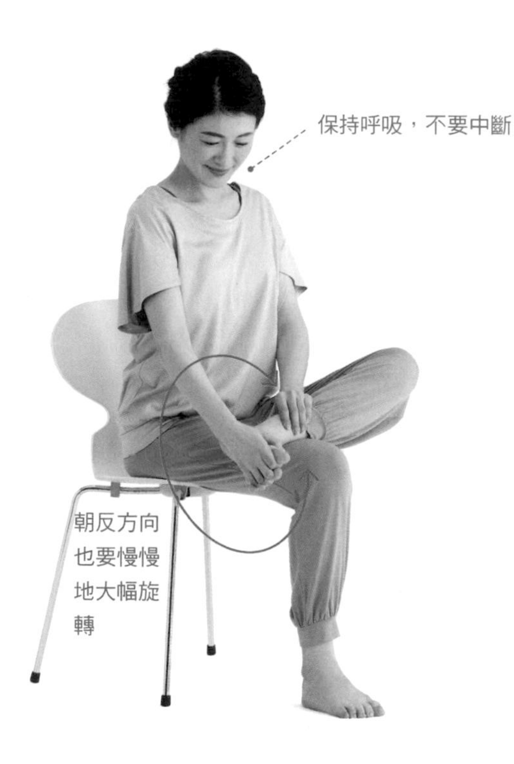

step 2

旋轉腳踝

手指與腳趾保持交握狀態，慢慢地大幅度旋轉腳踝5至10次。反方向也以相同方式旋轉。

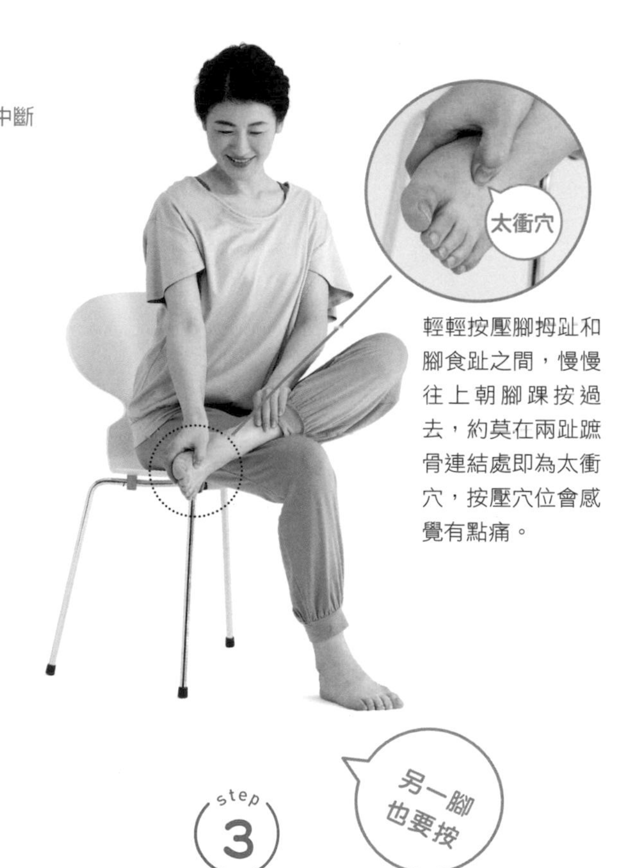

step 3

按壓穴位

最後按壓腳背的太衝穴，有助於減輕壓力。緩慢且堅定地按到「痛快」的程度即可。

身心壓力釋放術②

冥想發聲「啊哦嗯」

閉上眼睛發聲，屏除雜念和壓力，
將身心導引至深沉放鬆。

做體操前，請先參見P.18，
練習雙肩聳起和放下的動作

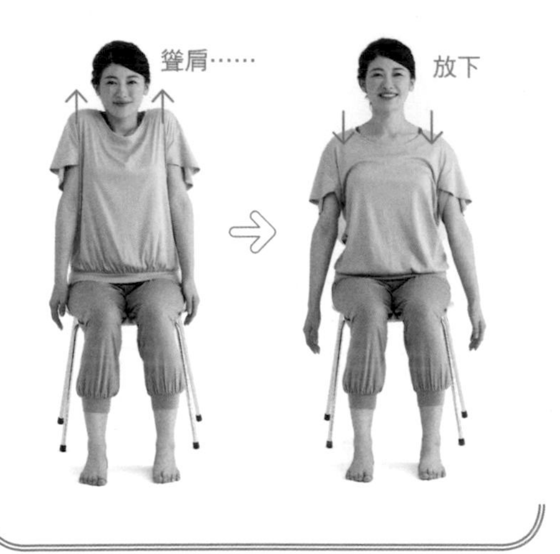

肩膀和手臂
自然放鬆，
不要出力

NG

如果回想討厭的事或思考其他雜事，就無法消除大腦的疲勞。請將注意力集中在發聲上。

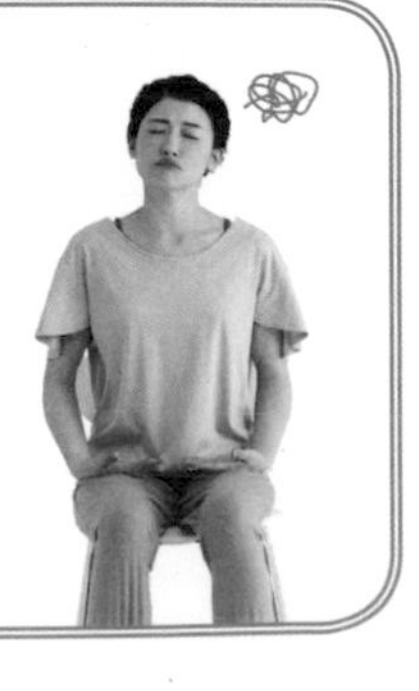

step 1

閉上眼睛

坐在椅子上，輕輕閉起雙眼，雙手放在大腿上。掌心朝上或朝下皆可，重點是要放鬆。

一天請給自己幾分鐘進行冥想

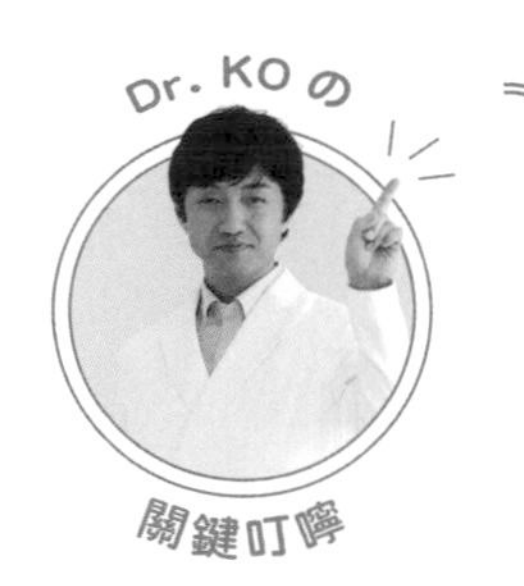

一開始只要集中精神在發聲上，音量不要太大也不要太小。發聲長度不要勉強拉長，只要將氣吐完即可。習慣發聲動作後，每次發聲時就想像胃、肺、頭正隨聲振動。集中精神去想「此刻我在這裡」，讓大腦休息，從壓力中解脫。除了一人練習之外，也可好幾個人一起進行冥想發聲，有助於提高放鬆效果喔！

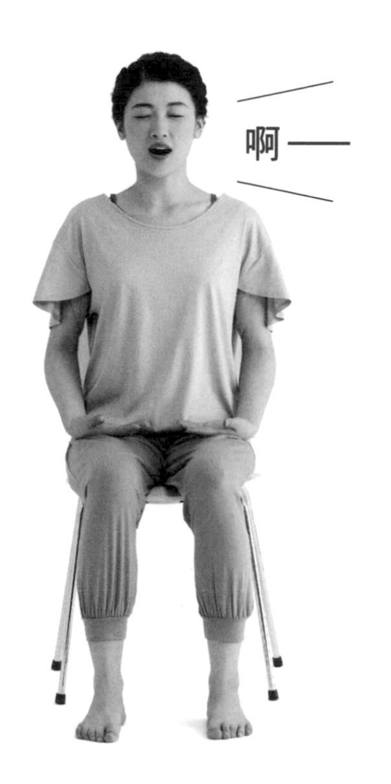

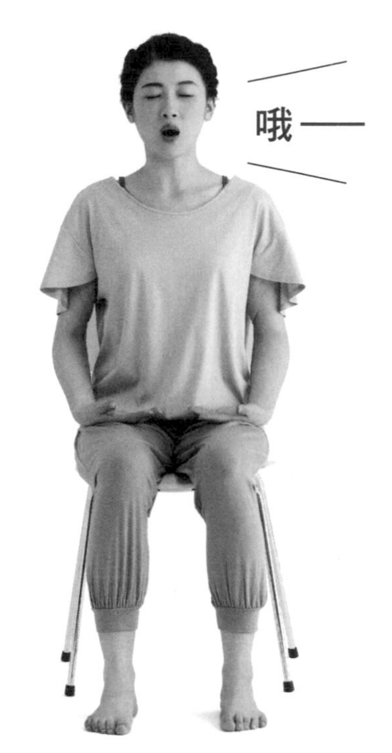

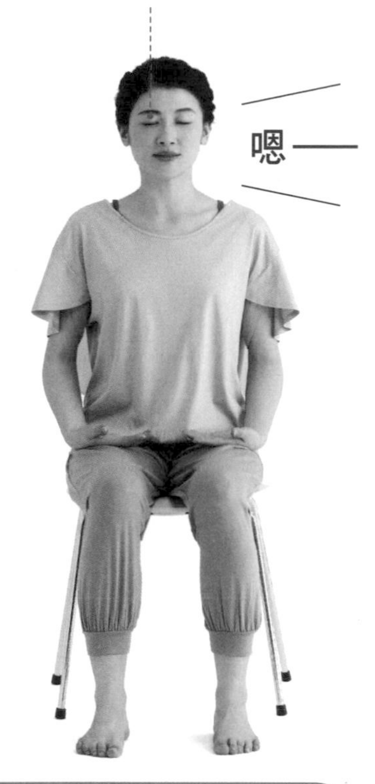

一開始Step 2至4先做十次

「啊——」

深吸一口氣後，一邊吐氣一邊發出「啊——」的聲音，習慣之後，每次發出「啊——」的時候，就試著想像「胃在振動」。

「哦——」

大口吸氣後，一邊吐氣一邊發出「哦——」的聲音，習慣之後，每次發出「哦——」的時候，就試著想像「肺在振動」。

「嗯——」

動作與前面兩個步驟都一樣，只是要閉上嘴巴發出「嗯——」的聲音，類似藉由鼻子哼歌的感覺。習慣之後，每次發出「嗯——」的時候，就試著想像「頭蓋骨在振動」。

想改善肩頸僵硬，必須學會處理壓力！

腦部機能&自律神經系統失調 大多由壓力所引起

每當我們感受到快樂或舒適時，腦內就會分泌出一種名為「多巴胺」的神經傳導物質。簡而言之，多巴胺的功用，從它的別稱「幸福荷爾蒙」和「快樂荷爾蒙」就能窺見一二（但是，嚴格來說它並非荷爾蒙）。相反的，當我們長時間處在不安、不滿、恐懼等壓力大或是負面情感強烈的狀態，多巴胺的分泌量就會減少。

一旦多巴胺分泌不足，一種名為「血清素」的神經傳導物質（另一種「幸福荷爾蒙」）也會連帶分泌不足。血清素與情緒控制有關，具有調節心情的作用，同時也是與睡眠品質和睡眠週期有關的荷爾蒙「褪黑激素」的「上游原料」，因此，當血清素不夠心情就會低落，睡眠障礙也會找上門來，而這就是「由壓力所引起的腦部機能失調」。

一旦因壓力而造成腦部機能失調，自律神經系統也會失去平衡，導致出現頭痛、心悸、胃腸不適、手腳冰冷等症狀，也會產生肩頸僵硬和腰痛。這種表現在身體上的壓力反應被稱為「體化症」。體化症產生的疼痛感又會變成一種壓力，導致當事人愈來愈難受，進而使全身出現不良症狀，成為一個惡性循環。

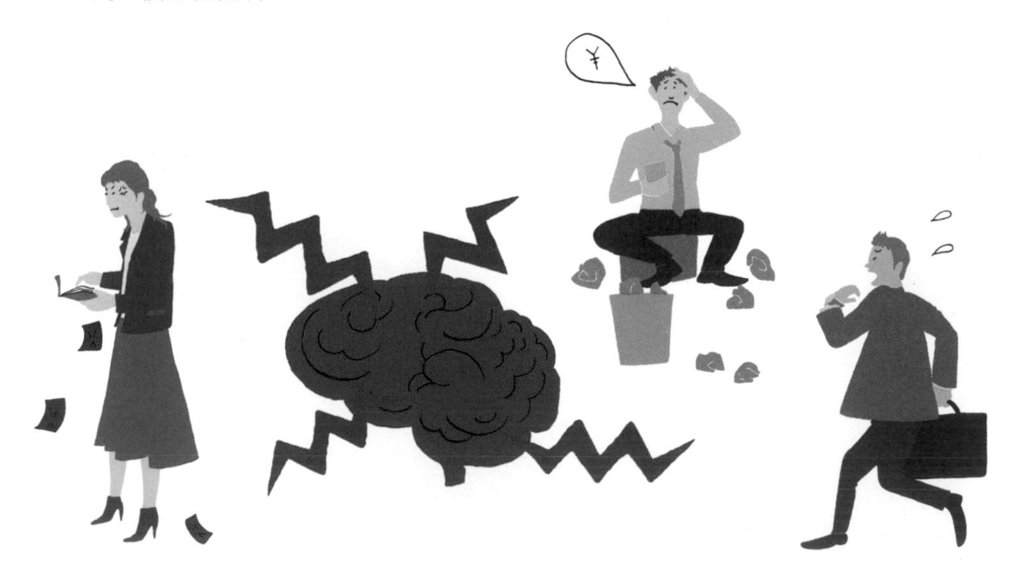

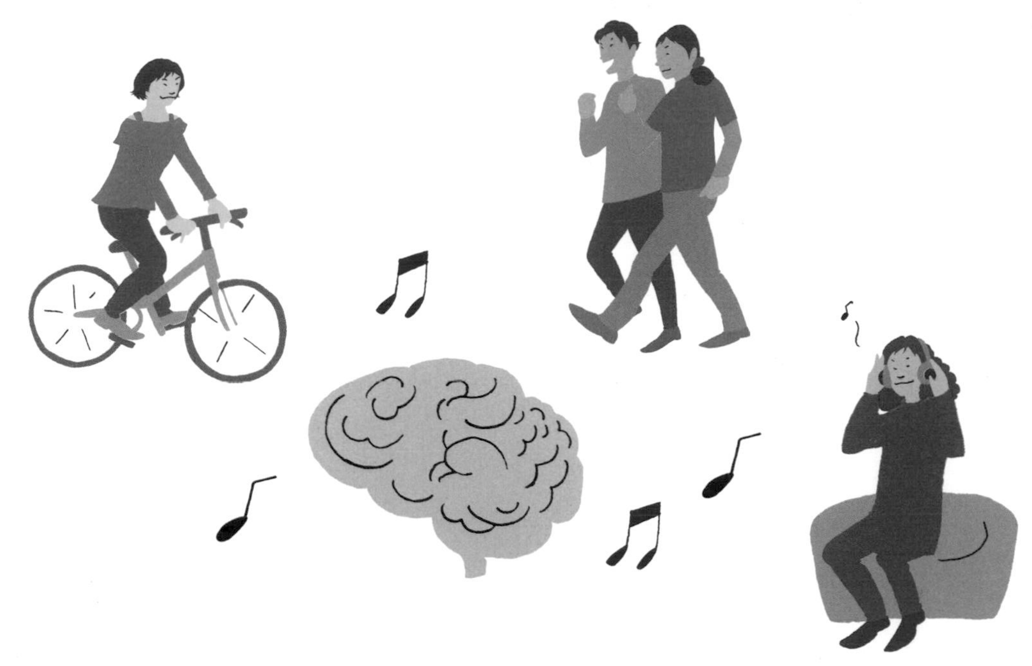

做自己開心的事&規律運動

就前文所述，可知壓力大的狀態會導致腦部機能和自律神經系統失調，進而引發包含肩頸僵硬和睡眠障礙等各種症狀。日常生活中總會有許多令人煩躁、不悅的事，像是「和家人吵架」、「在職場上被刁難」等等。我們要盡可能不被這些心情拖累，盡早跳脫負面的情緒。

科學已經證實，聆聽喜歡的音樂可讓心情愉快，促進多巴胺分泌。心情煩躁或不安時，建議聽喜歡的音樂來促使多巴胺分泌，調節腦部機能的不適。不需要特別在意是哪一種類別的音樂，只要是自己喜歡的、能讓自己感覺舒服的音樂即可。照顧小孩沒辦法從容面對的時候，重要工作即將到來而緊張不已的時候，請試著聆聽舒適的音樂，讓心情變得愉悅吧！

運動也是一個好方法。研究已經證實，進行規律運動至一定時間，血清素的分泌也會增加。強烈建議培養健走、騎腳踏車等可融入日常生活的運動，養成良好的運動習慣。

不論是什麼活動，能讓自己覺得心情舒適最重要！聆聽音樂和從事規律運動可促使多巴胺和血清素分泌，如此一來，就能強化抗壓性，減少壓力引發的身體不適。

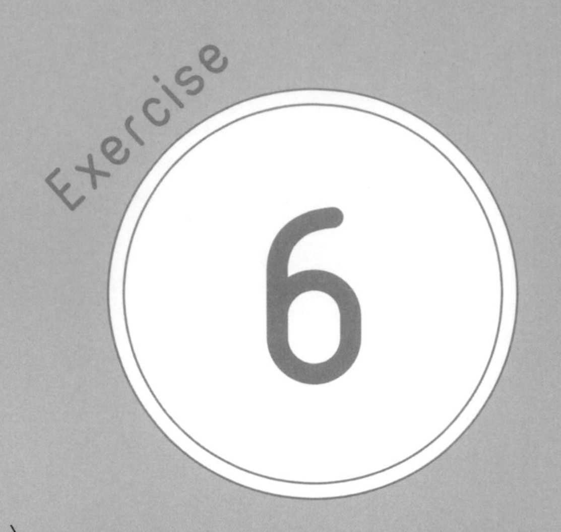

脖子也需要照顧！

伸展頸部肌肉

留意頸部的正確動作，
藉由本單元體操，
舒緩僵硬的頸部&肩膀。

長期活動頸部的方法如果錯誤，一開始會覺得肩胛骨一帶疼痛，接著會容易導致頸部的神經痛。本單元建議大家活動時，盡量活動後頸上方（第一、第二頸椎的位置），這樣頸部的負擔會較少。藉由這套體操，舒緩頸部到肩膀這一部位的緊繃感吧！

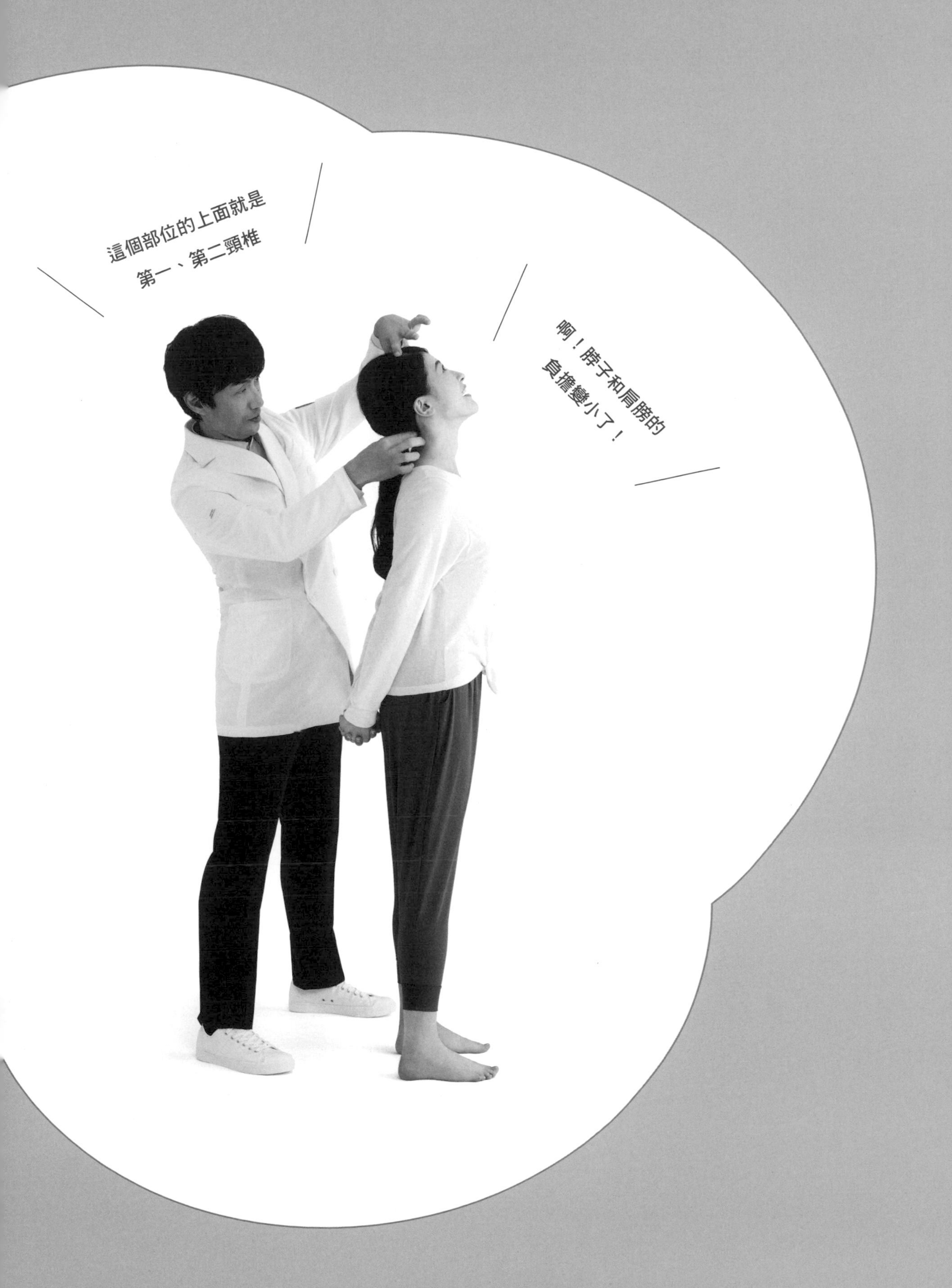
這個部位的上面就是
第一、第二頸椎
啊！脖子和肩膀的
負擔變小了！

仰頭擺動伸展操

活動上頸部，放鬆頸部周圍的緊繃感。
要訣在於規律且柔和地活動，
收操時也要慢慢進行。

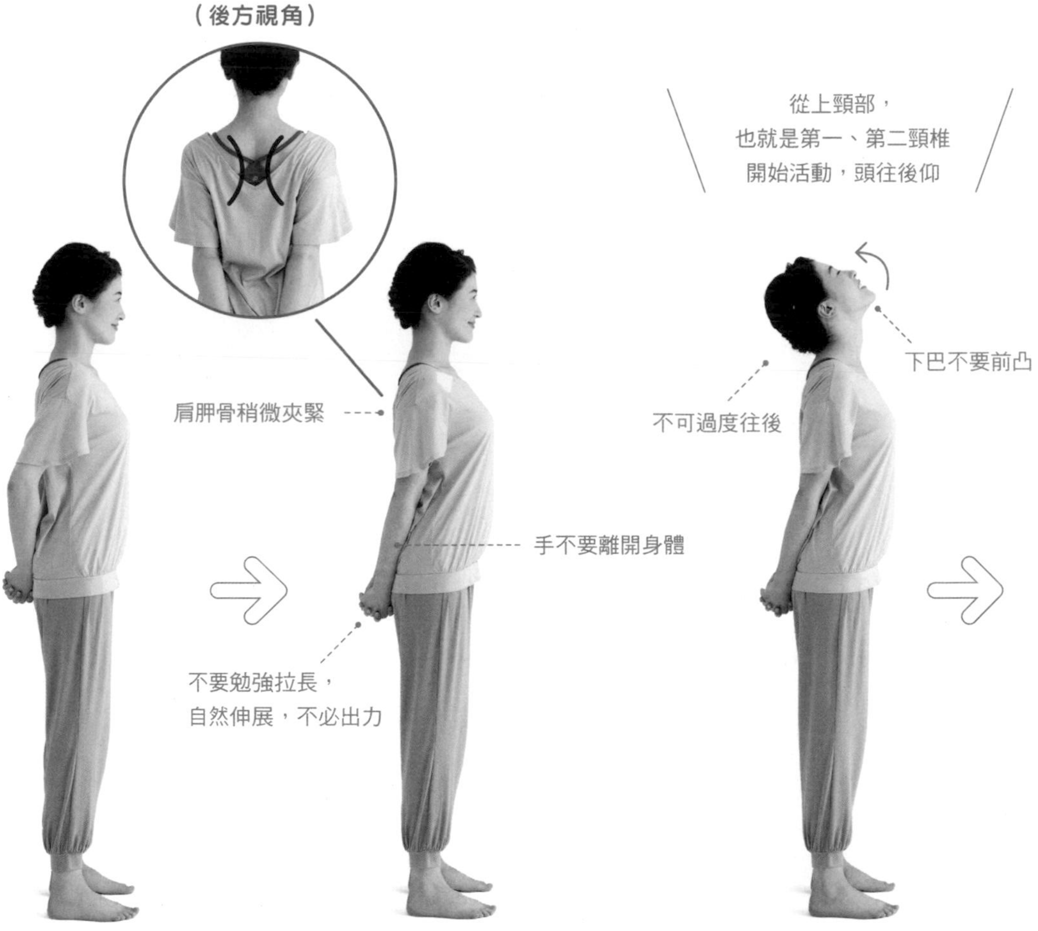

（後方視角）

肩胛骨稍微夾緊

手不要離開身體

不要勉強拉長，
自然伸展，不必出力

從上頸部，
也就是第一、第二頸椎
開始活動，頭往後仰

下巴不要前凸

不可過度往後

step 1

雙手交握，往下放

雙手在身體後方自然交握，輕輕垂放。肩胛骨稍微夾緊。

step 2

頭往後仰，朝左右擺動

從上頸部慢慢將頭往後仰之後，脖子輕輕地朝左右規律擺動。

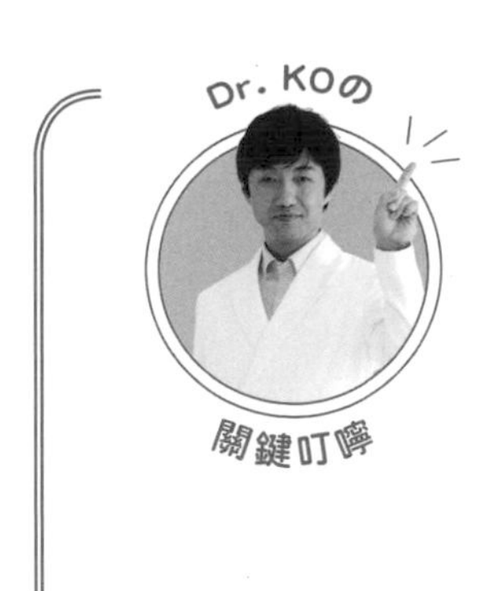

在日常生活中就要注意

頭向後仰時，要從頸部上方（第一頸椎、第二頸椎的位置）開始活動，將這個要訣謹記在心，並養成習慣。從側面看，第一、二頸椎的位置大約在耳下延伸至後腦杓的位置。平常要活動脖子時，就要從這個位置開始活動，可大量減輕頸椎的負擔，而且還可預防頸椎造成的神經痛。

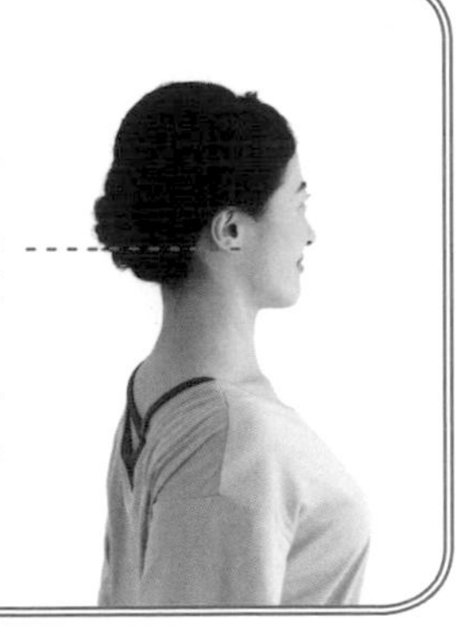

規律地
左右擺動

不要勉強
刻意做大動作

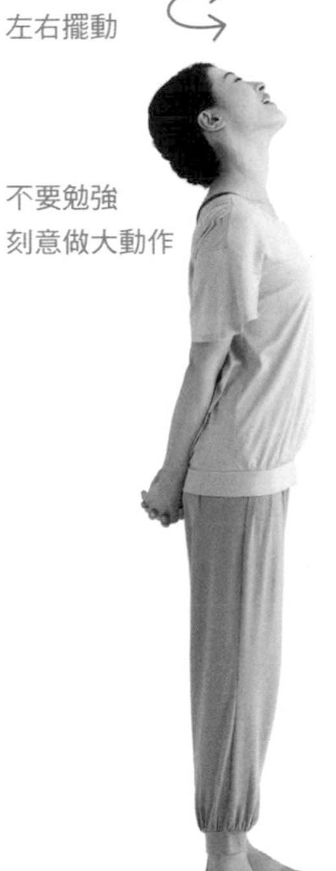

溫和地做6至8次

頭部復位時，要感覺到頭是
從最高的位置回至原位

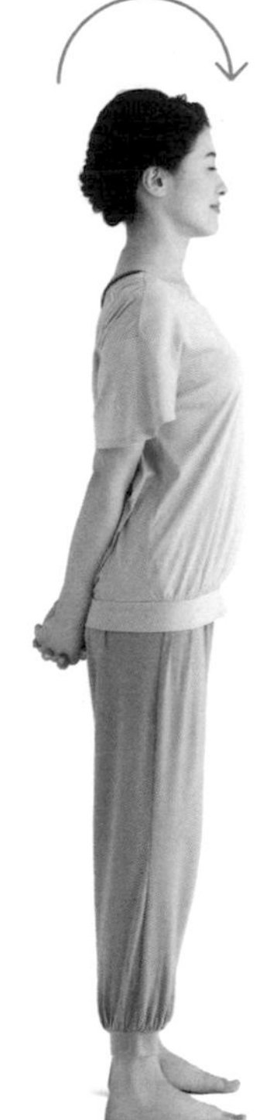

頭部復位

頭部慢慢回到原位，面朝前方。

NG

從下頸部開始
往後仰

使力

手用力往下拉

膝蓋彎曲

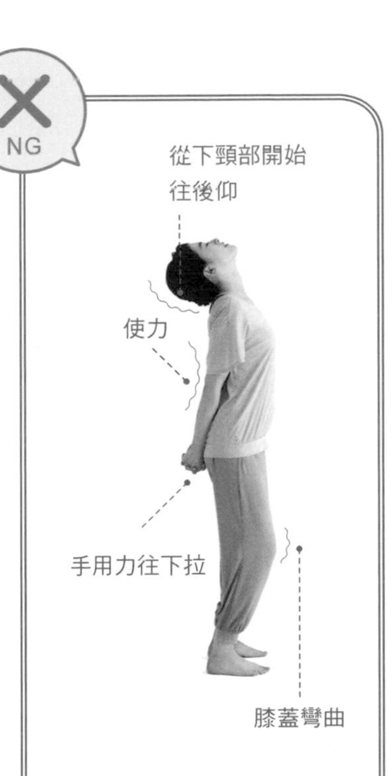

抬頭的時候，幾乎所有人都是習慣以頸部中間作為活動支點，這很容易給一部分頸椎帶來很大的負擔。

伸展頸部肌肉②

鎖骨紓壓操

手臂自然下垂，
藉由這個體操試著放鬆鎖骨周圍的肌肉吧！

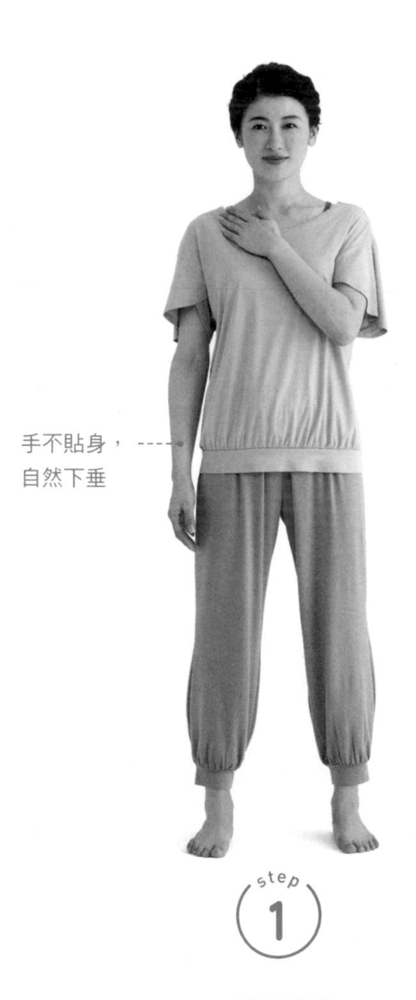

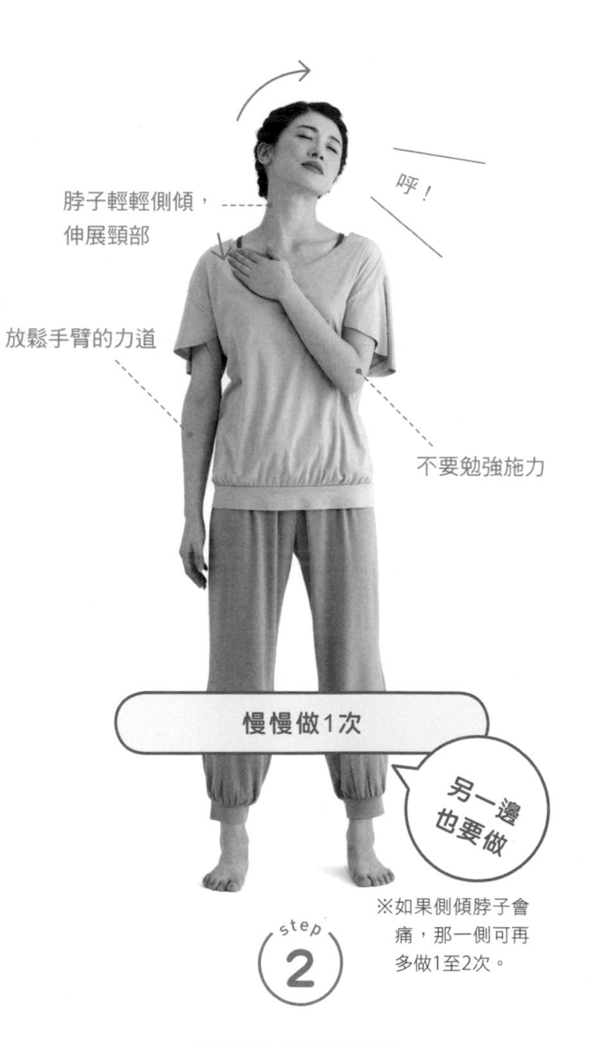

※如果側傾脖子會痛，那一側可再多做1至2次。

step 1

手貼鎖骨

以反方向的手溫柔地貼住單側鎖骨。

step 2

從鎖骨處微微下推

一邊呼吸，一邊手掌輕輕施力，自鎖骨上微微下推，感覺手僅移動幾公釐，脖子則朝反方向輕輕傾斜，維持姿勢5至10秒鐘。

伸展頸部肌肉③

頭部前傾伸展操

輕柔小力地讓頭部往前傾，
藉此伸展到頸部後方的肌肉。
如果後腦杓非常緊繃且伴隨頭痛，
特別推薦做這個伸展操。

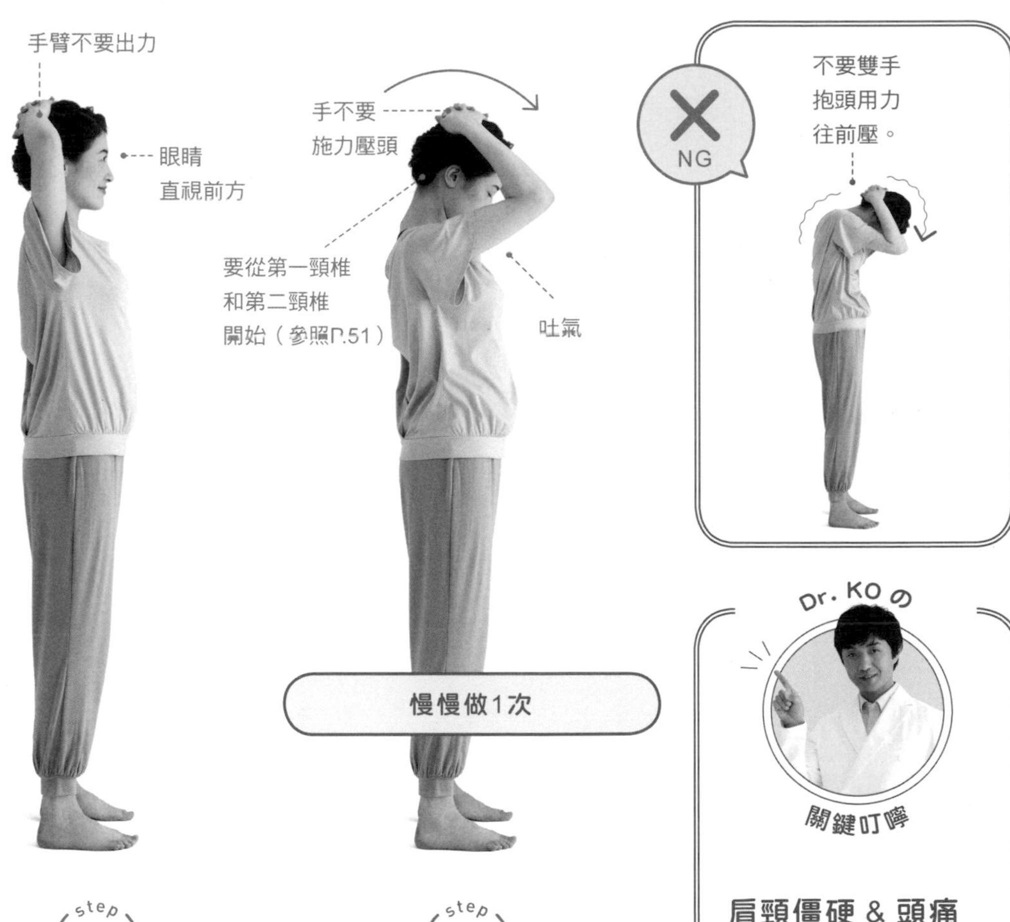

step 1

手放在頭上

雙手交握，貼放在頭上（後腦杓上方）。

step 2

頭往前傾

感覺脖子順從重力彎曲，頭慢慢往前傾，維持姿勢5至10秒鐘。

Dr. KOの關鍵叮嚀

肩頸僵硬 & 頭痛

肩頸僵硬可能引起頭痛，但是，頭痛的因素很多，如果頭痛的狀況持續很久，在做體操之前應該先去醫療機關（頭痛門診）接受診斷。

在生活中減輕肩頸負擔

日常生活中，一些不經意的動作與姿勢，如駝背、手和肩膀太用力等等，
長時間維持固定的不良姿勢，都會導致肩頸僵硬並使其惡化。
重新審視自己的姿勢和動作吧！不必一直掛心自己的姿態，一天只要2至3次即可。

使用智慧型手機時

現代人幾乎隨時隨地都盯著智慧型手機的螢幕，常常檢查通訊軟體、社群網路，或玩遊戲……此時，大部分的人肩膀會往前傾，如果在姿勢不良的情況下不當用力，就很容易產生肩頸僵硬的狀況。

不要緊盯著螢幕

輕輕拿著手機，
不要用力

如果平常有翹腳
習慣，請換腳

身體盡量不要前傾，
以包包等物品來
調整手部的高度

OK

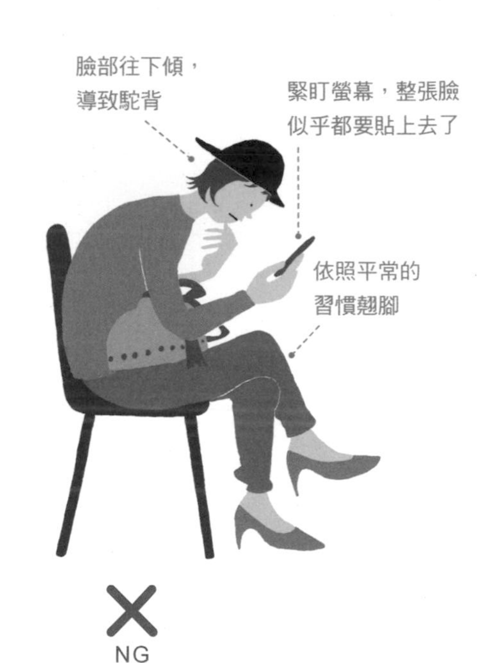

一旦有翹腳的習慣，骨盆就會歪斜，但是，有些人如果被提醒不能翹腳，反而會倍感壓力。長久下來的習慣的確很難突然改變，可不必要求完全不翹腳，但是，一天至少要有幾次換腳，不然就是盡量不要翹腳，叮嚀自己保持正確坐姿。雖然不容易，但請多費一些心思提醒自己，畢竟整張臉貼近螢幕，緊盯著手機螢幕的文字是一種緊張狀態，很容易就會造成肩膀緊繃。請試著這麼想，不要讓臉追著螢幕的光跑，而是試著讓螢幕的光芒也能夠照在自己身上。

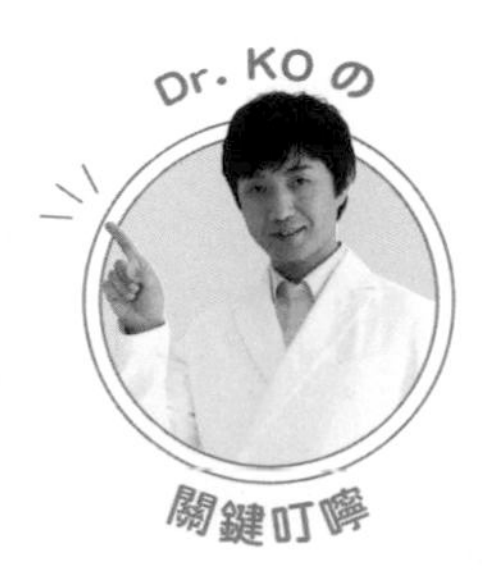

手提包包時

手持包包或購物袋的時候，手臂不要出力往上提，而是讓物品自然垂下。簡單地說，就是讓重物遠離肩膀。如果將包包背在肩上，就要放鬆肩膀和手臂的力氣。一次拿好幾個包包或提袋時，要盡可能讓左右手兩邊的重量平均。

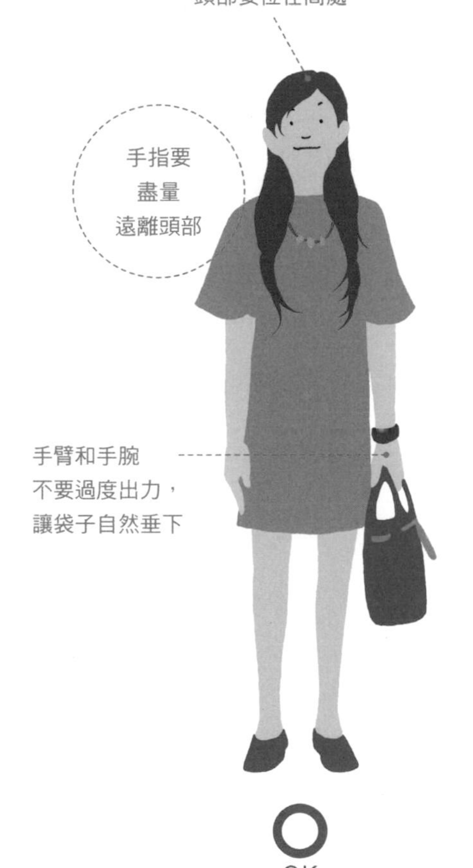

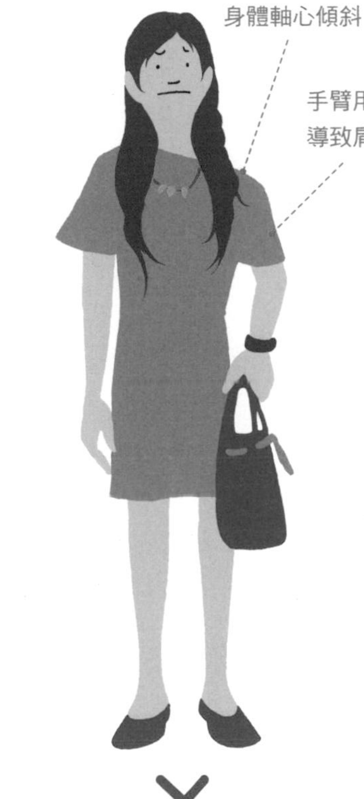

手臂其實很重，一個體重50kg的人，單邊手臂就有3kg重。手上拿東西的時候，從肩膀到手腕只要其中一處過度施力，就會呈現「抬著手」的狀態，導致肩頸僵硬的狀況惡化。一旦感覺到肩膀僵硬，就聳起肩膀，一邊吐氣，一邊放下肩膀，把肩膀和手臂的力氣放掉。拿包包的時候，以好拿、舒適為要，但是避免一直以同一手提物，左右手要記得交替使用。

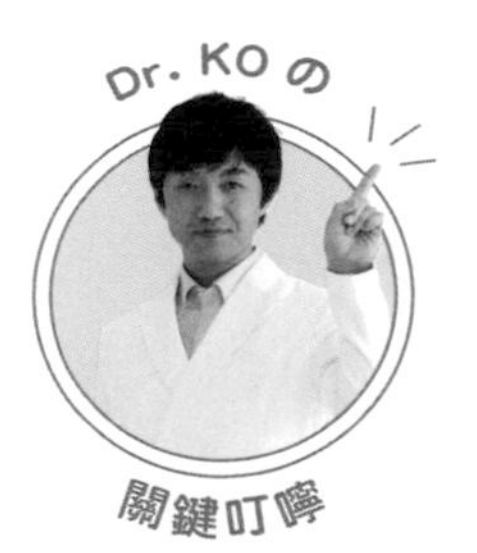

肩頸好舒服！

放鬆上半身

徹底伸展肌肉，
肩周和上半身都舒暢！

現代人的生活有很多壓力，上半身會在不知不覺間過度用力。藉由這套體操鬆弛背部和手臂肌肉的緊繃，償還透支的肩頸力！

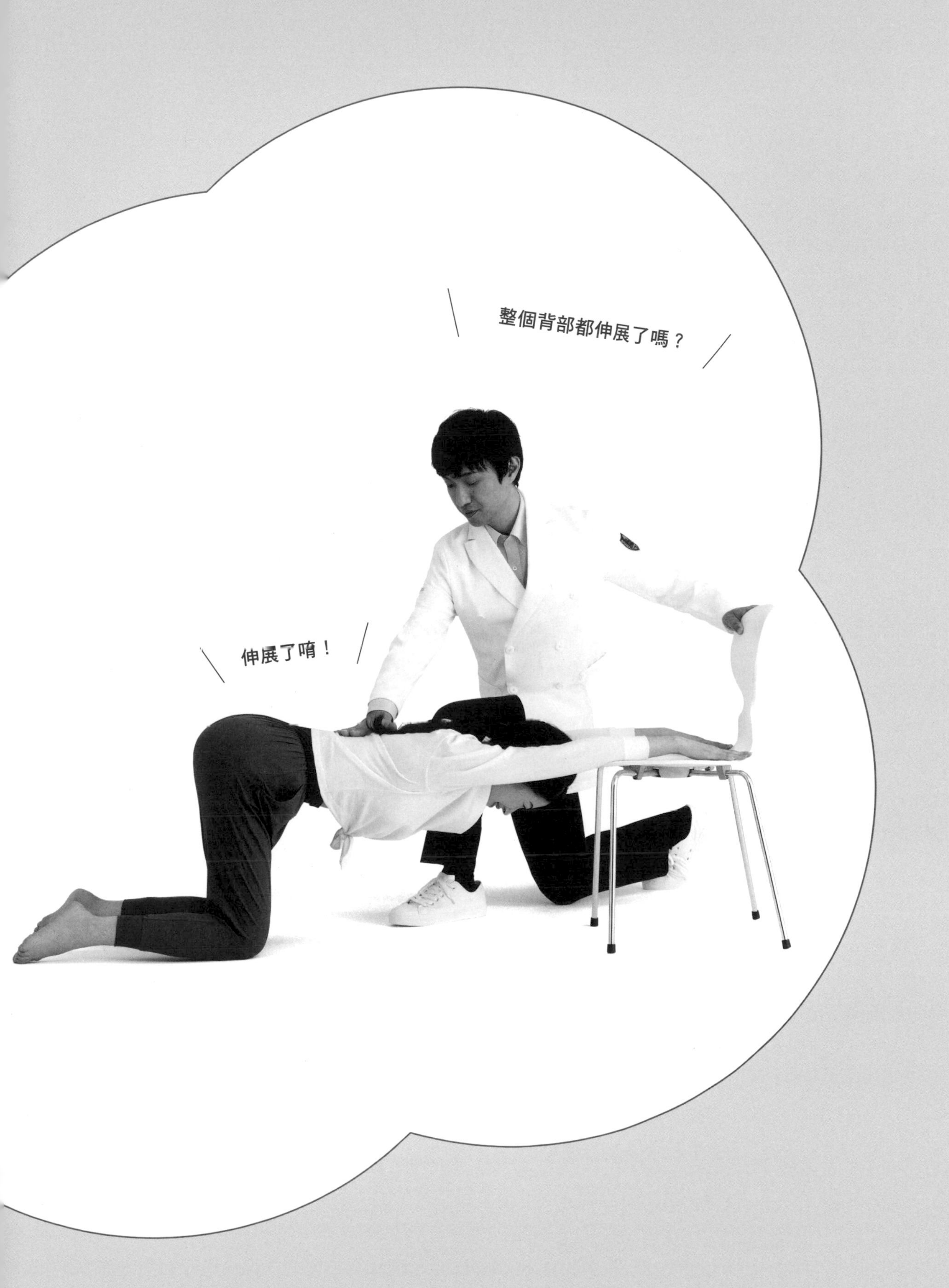
整個背部都伸展了嗎？
伸展了唷！

放鬆上半身①

貓式伸展操

做出像貓伸懶腰的動作，
藉此伸展背部和手臂的肌肉。
如果上半身容易緊繃，非常推薦做這個體操。

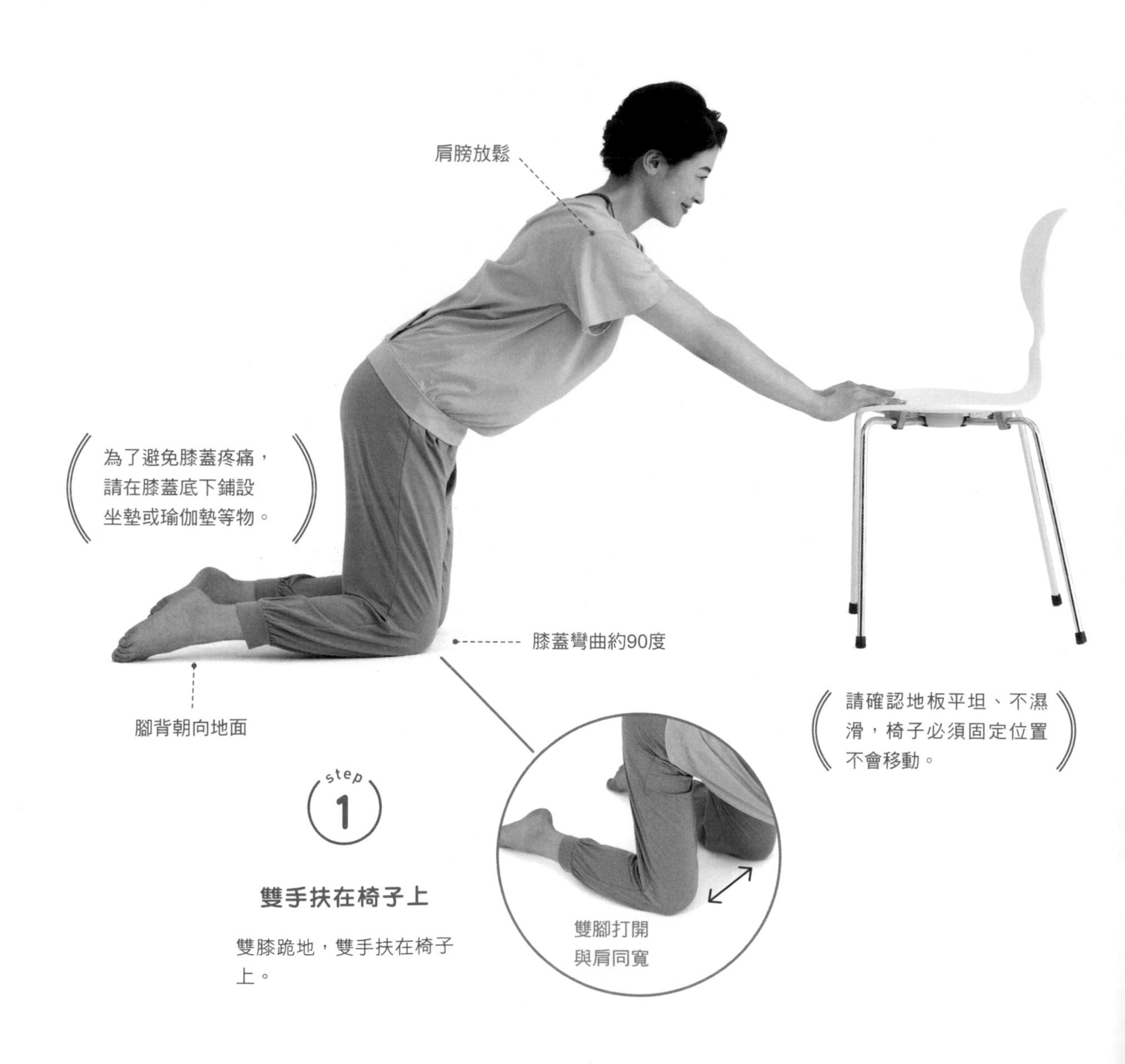

step 1

雙手扶在椅子上

雙膝跪地，雙手扶在椅子上。

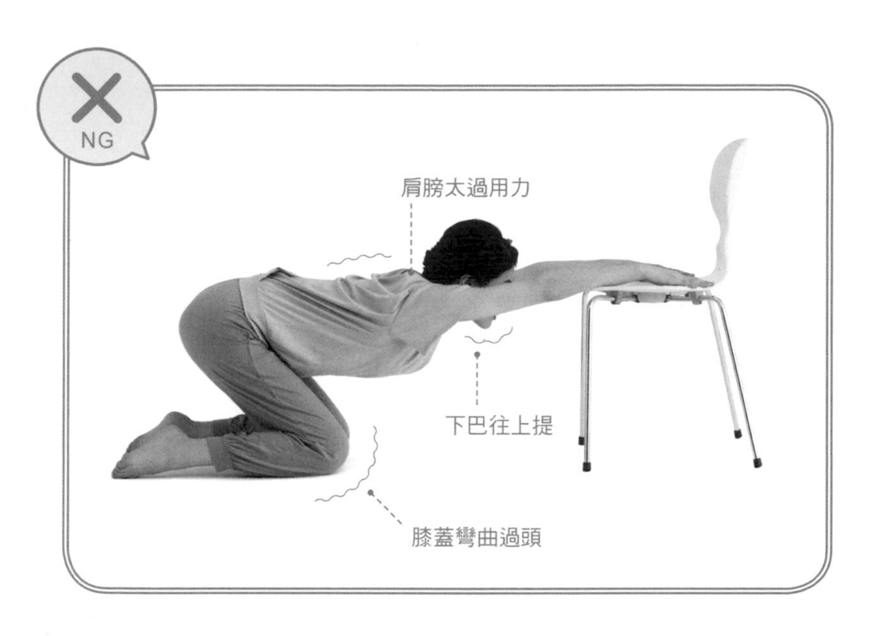

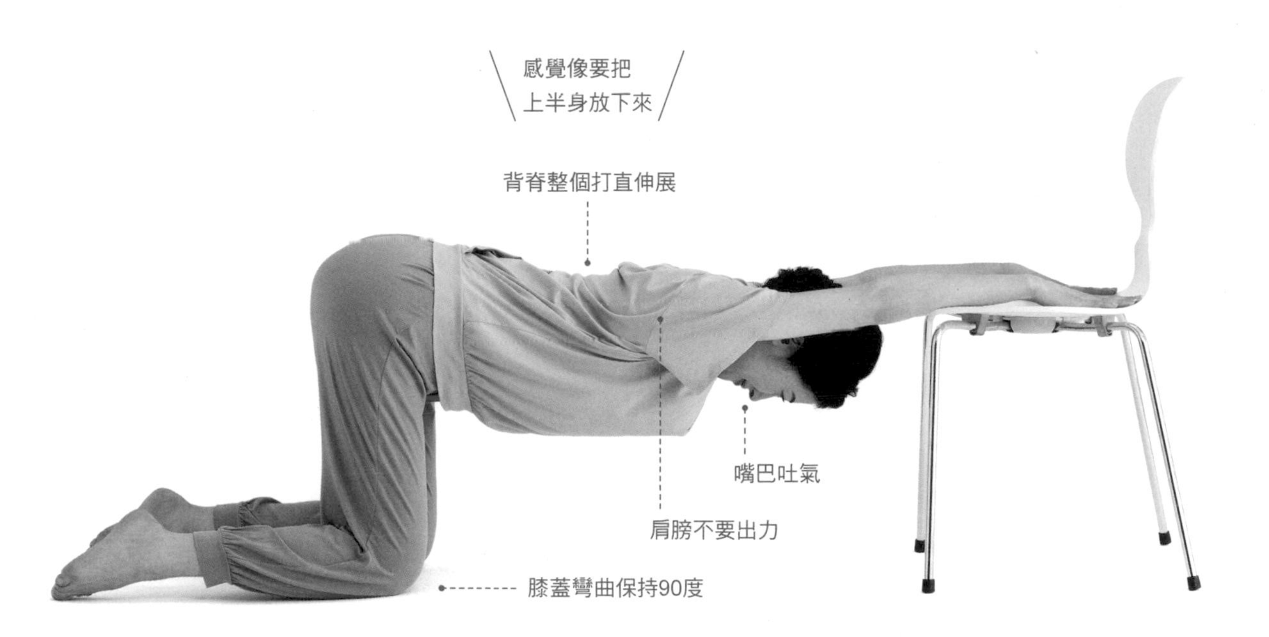

慢慢做1至2次

手往前移動，伸展上半身

將椅子上的雙手慢慢朝前方移動，一邊吐氣，一邊慢慢地伸展上半身。保持姿勢5至10秒。

放鬆上半身②

貼壁動作
挺胸投球伸展操

像個棒球投手一樣，
讓胸部肌肉（胸大肌）
慢慢地確實得到伸展。

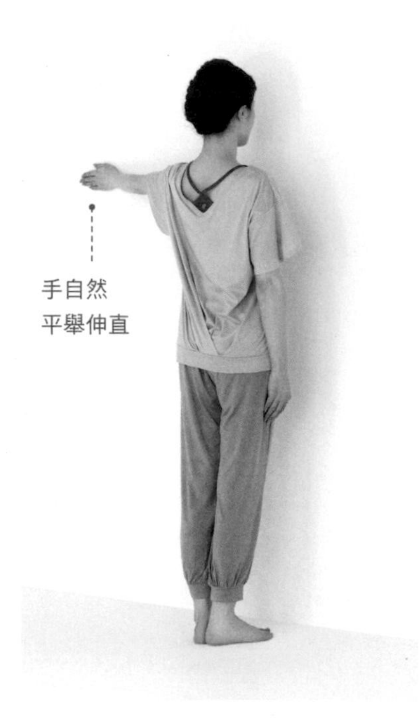

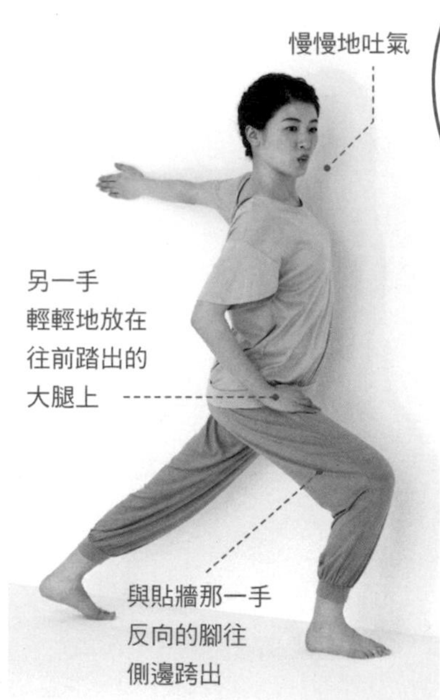

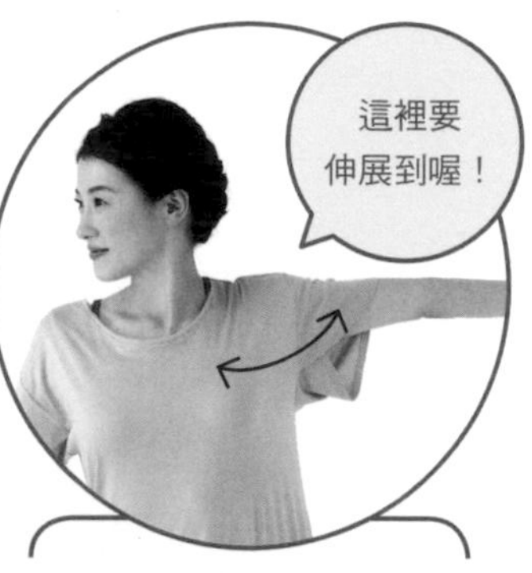

以鎖骨和胸骨為起點，從胸部連接到手臂上方的大肌肉就是胸大肌。手臂朝旁邊舉起的時候，就能伸展到胸大肌的中間部位。請感受手臂根部到胸部的肌肉伸展，體會伸展時暢快的感覺。

慢慢做1至2次

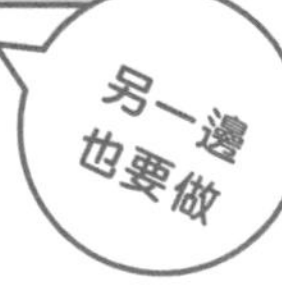

面向牆壁站立

站在離牆10至15cm的位置，一手朝側邊平行伸直並手貼牆壁。手的高度要和肩膀同高。

轉移身體重心

貼著牆壁的手不要動，轉動軀幹將腳踏出去，將重心轉移到前方。維持姿勢5至10秒鐘。這個姿勢就像是要準備側投的投手。

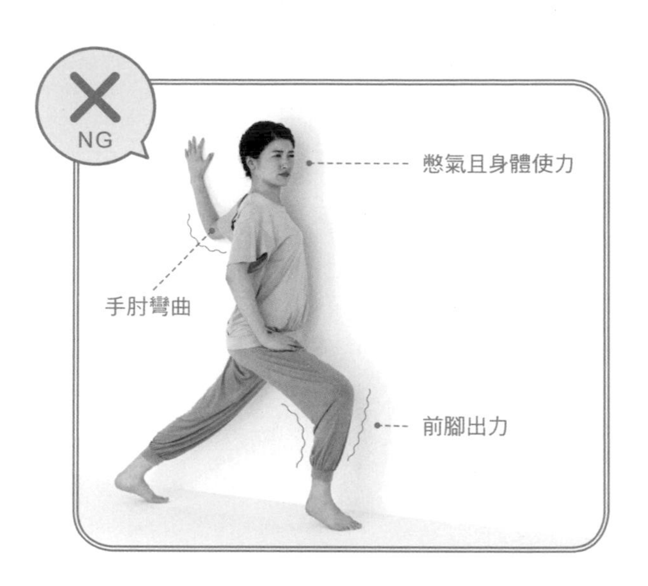

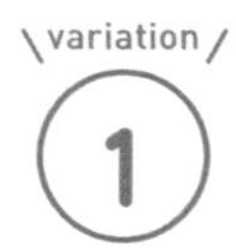

貼牆的手往上滑動

姿勢相同，貼牆的手往上滑動。此時就像是要使出斜肩投法的投手，可伸展到胸大肌的下半部。

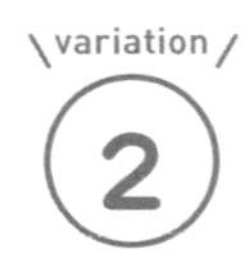

手往下滑動

貼牆的手往下滑動，姿勢就像是要使出低肩投法的投手，可伸展到胸大肌的上半部。

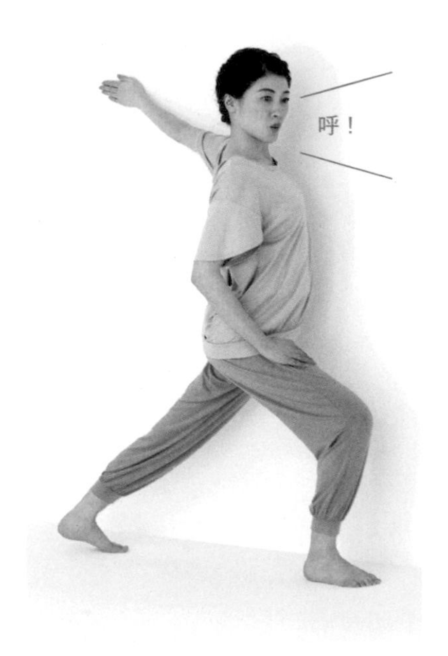

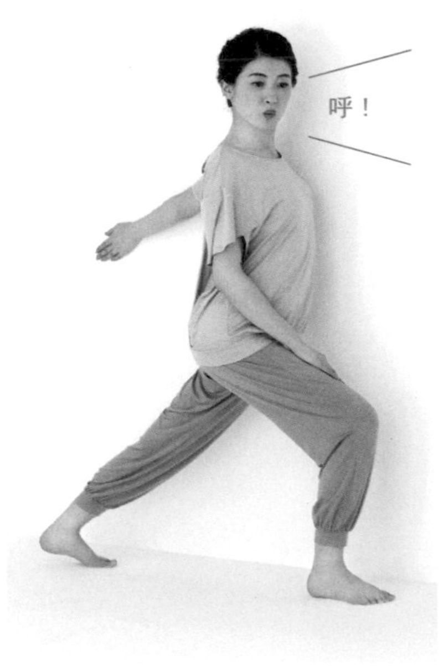

順便做這些動作！

手臂肌肉伸展操

手臂與肩膀的活動息息相關，
一併放鬆手臂表層肌肉，
就能提高上半身的柔軟度。

何謂
表層肌肉？

靠近身體表面的肌肉就叫表層肌肉或淺層肌肉，隔著皮膚即可觸碰得到，是憑肉眼即可確認動作的肌肉。手臂周圍的表層肌肉一旦緊繃，肩膀周圍也會變得僵硬。

肱三頭肌 伸展操

上臂筆直朝上

朝後方慢慢地下壓

單手舉起並彎曲手肘，另一手扶著彎曲的手肘，一邊吐氣，一邊慢慢地往後壓。維持姿勢5至10秒鐘。

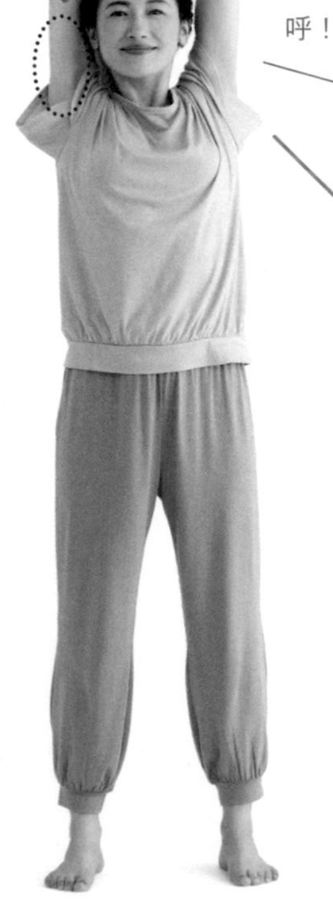

確認這裡
得到伸展

從手肘到上臂後方的肌肉叫做肱三頭肌，是伸展手肘時會活動到的重要肌肉。

（後方視角）

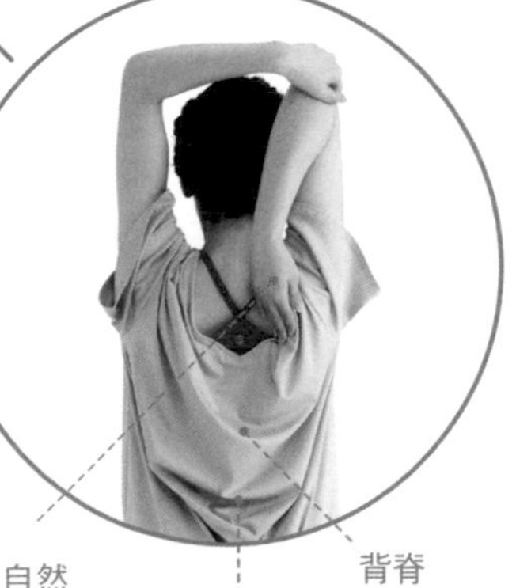

手掌會自然垂至肩胛骨一帶

背脊保持挺直

腰打直，不要彎曲

三角肌 伸展操

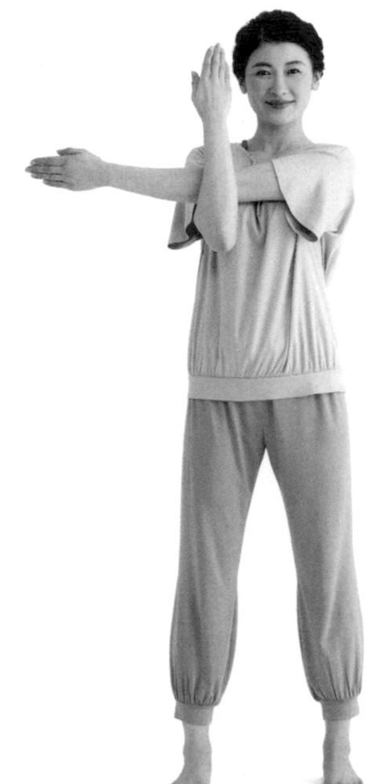

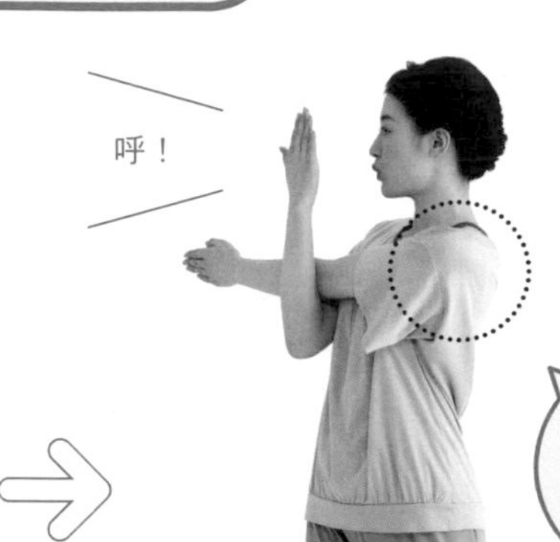

手臂根部上方覆蓋肩關節處就是三角肌的位置。以肩關節為支點，無論是伸展手臂或手臂朝內、朝外旋轉時，都會使用到三角肌。

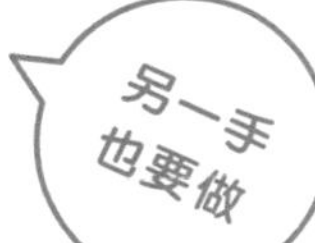

另一手也要做

一手在胸部前面橫向伸展，另一手從外側支撐手肘部位。維持這個姿勢，一邊吐氣，一邊將上半身朝著手延伸的方向轉過去。臉和上半身一起朝向側邊，維持姿勢5至10秒鐘。

這個部位會更加舒暢！

肱橈肌 伸展操

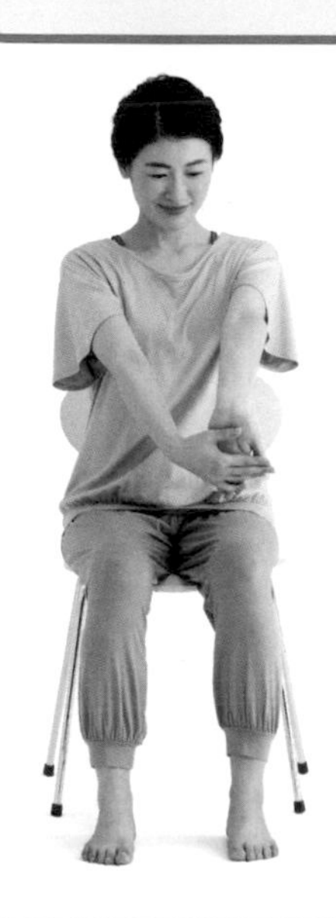

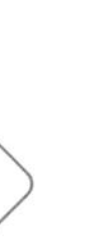

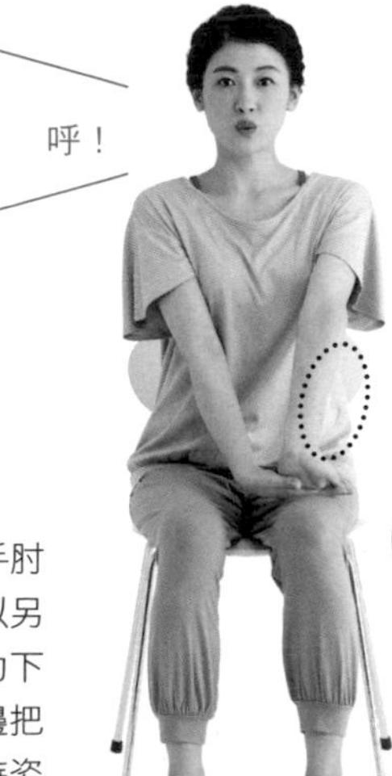

從前臂到上臂、靠拇指那一側的部位就是肱橈肌。當肘關節彎曲時，肱橈肌負責手掌朝上或朝下的動作。這塊肌肉雖然沒有和肩胛骨直接相連，卻很容易因為打電腦或洗碗盤等動作而僵硬，做操時建議一起進行伸展。

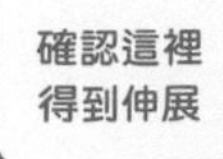

坐在椅子上，單邊手肘伸直後手掌朝上，以另一手的手掌適當出力下壓，一邊吐氣，一邊把手放在大腿上，維持姿勢5至10秒鐘。

優雅的肩膀！

身心放鬆舞蹈

一邊享受音樂，
一邊做出芭蕾舞的動作，
優雅地放鬆自我。

帶著快樂舒適的心情，讓上半身以動態的方式活動。本單元介紹舞蹈式的練習操，雖說是舞蹈，但一點都不難。請帶著笑容，讓自己變身美麗優雅的舞者，樂在其中。

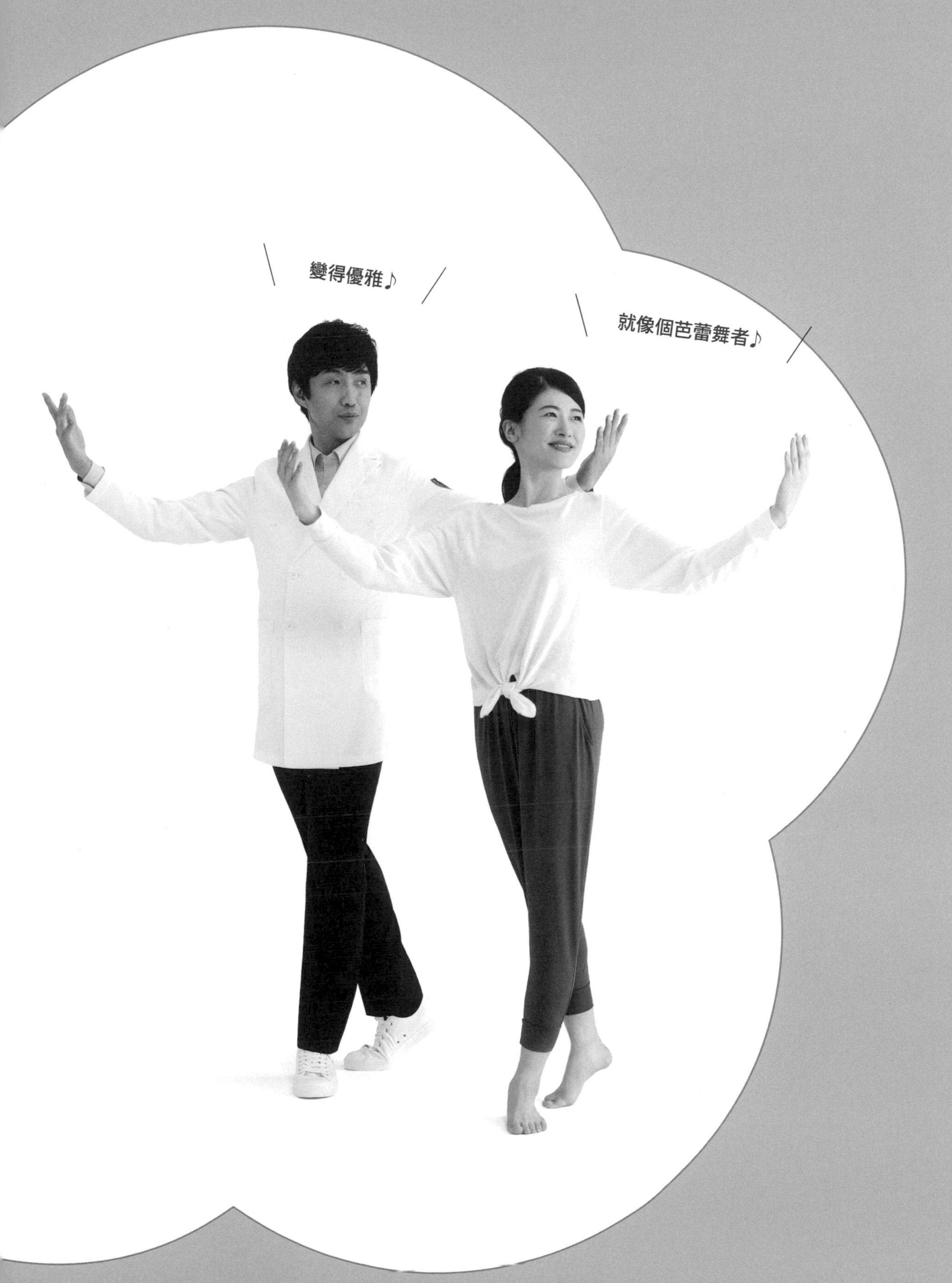
變得優雅♪
就像個芭蕾舞者♪

喚醒快樂大腦
手臂旋轉舞

搭配喜歡的音樂，
掌握仰式游泳的要訣，
規律地旋轉手臂，心情會變好唷！

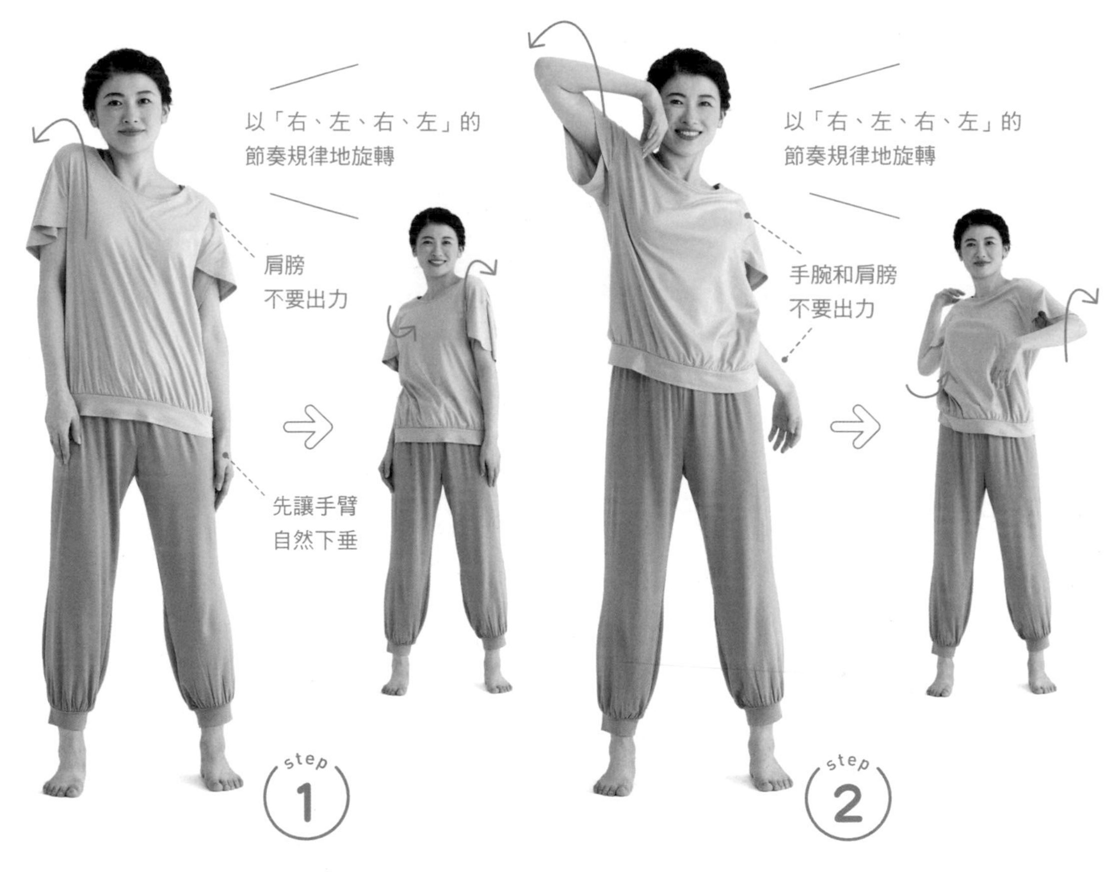

左右肩膀 輪流往後旋轉

搭配喜歡的音樂（參見P.67專欄），左右兩邊的肩膀輪流往後旋轉，活動的時候肩膀要全然放鬆。

左右手肘 輪流往後繞

慢慢彎曲手肘，左右兩邊的手肘輪流往後繞。要訣是手臂逐漸往上抬升，由手臂的動作來帶動肩膀。

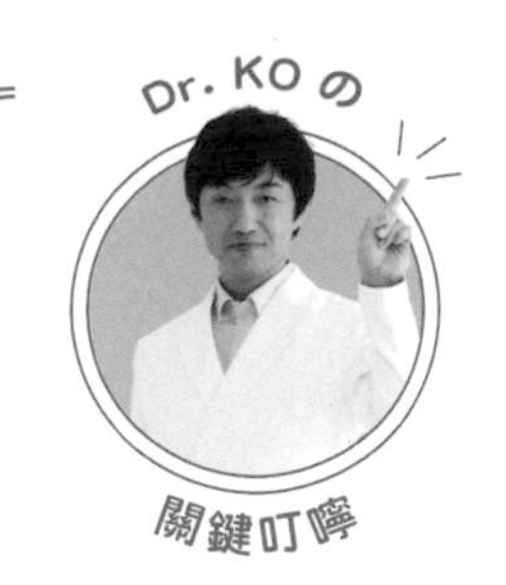

帶著笑容跳舞

研究指出，從事規律運動可促進血清素分泌，這也是本單元體操的目的。音樂選擇容易掌握節奏的歌曲，建議節奏不要太快，曲子可帶點舒緩的氣氛。只要是自己喜歡，且能夠讓心情喜悅的歌曲即可，不論是童謠、流行樂還是古典樂皆可。一邊唱一邊做操也OK！請開心地隨著音樂做動作。即便體操的節奏和音樂節奏不一致也無所謂，重要的是以快樂的心情和帶著笑容來進行。也可以自己哼歌做體操唷！

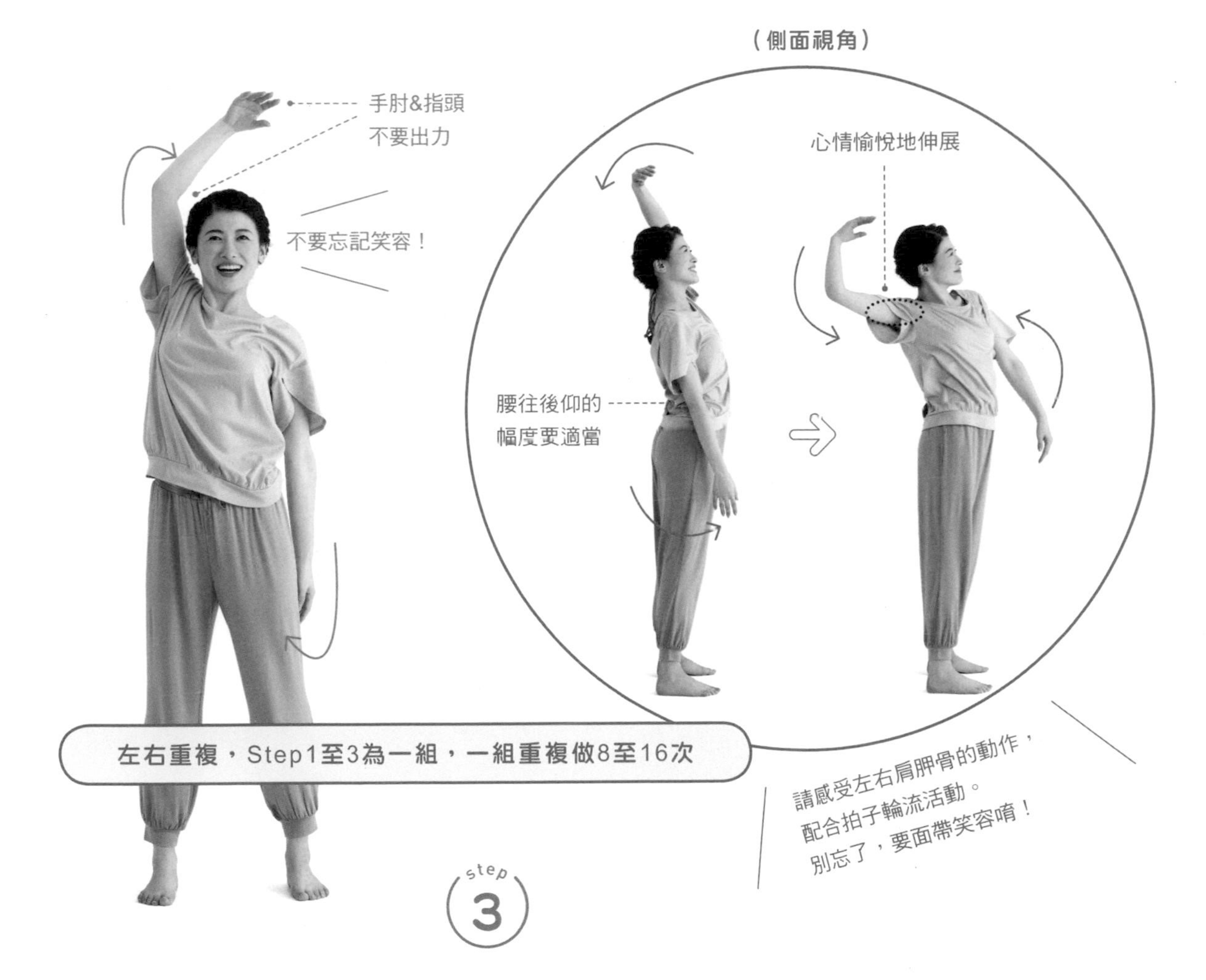

step 3

左右手臂往後繞大圈

慢慢地高舉手臂進行伸展，左右輪流向後繞大圈。聽著音樂規律進行，心情慢慢放鬆。

變身優雅芭蕾舞者
手臂伸展舞

雙手交叉高舉後，
像個芭蕾舞者，讓雙手畫圓並緩慢下降。
可幫忙緩解緊繃的身心。

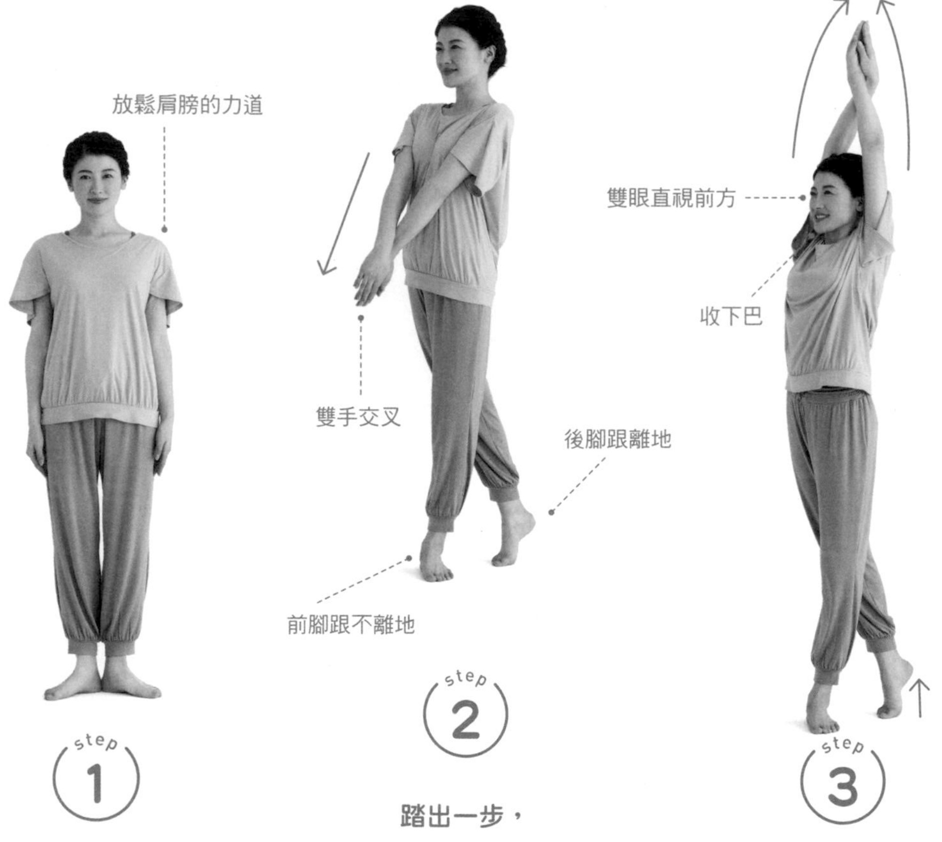

step 1

腳尖張開站立

腳後跟併攏，腳尖盡量張開到超過90度（芭蕾舞的第一腳位）。

step 2

踏出一步，雙手交叉

腳尖的方向不變，一腳踩在另一腳的斜前方（芭蕾舞的第四腳位）。後腳跟提起，雙手交叉後手掌交疊，在身體前面向下伸展。上半身自然地朝向踏出的方向微微傾斜。

step 3

雙手維持交叉，高高舉起

手掌繼續交疊，維持交叉狀態舉起雙手，脊椎到手指頭都伸展至極限。上半身不要扭轉，後腳跟要抬得更高。

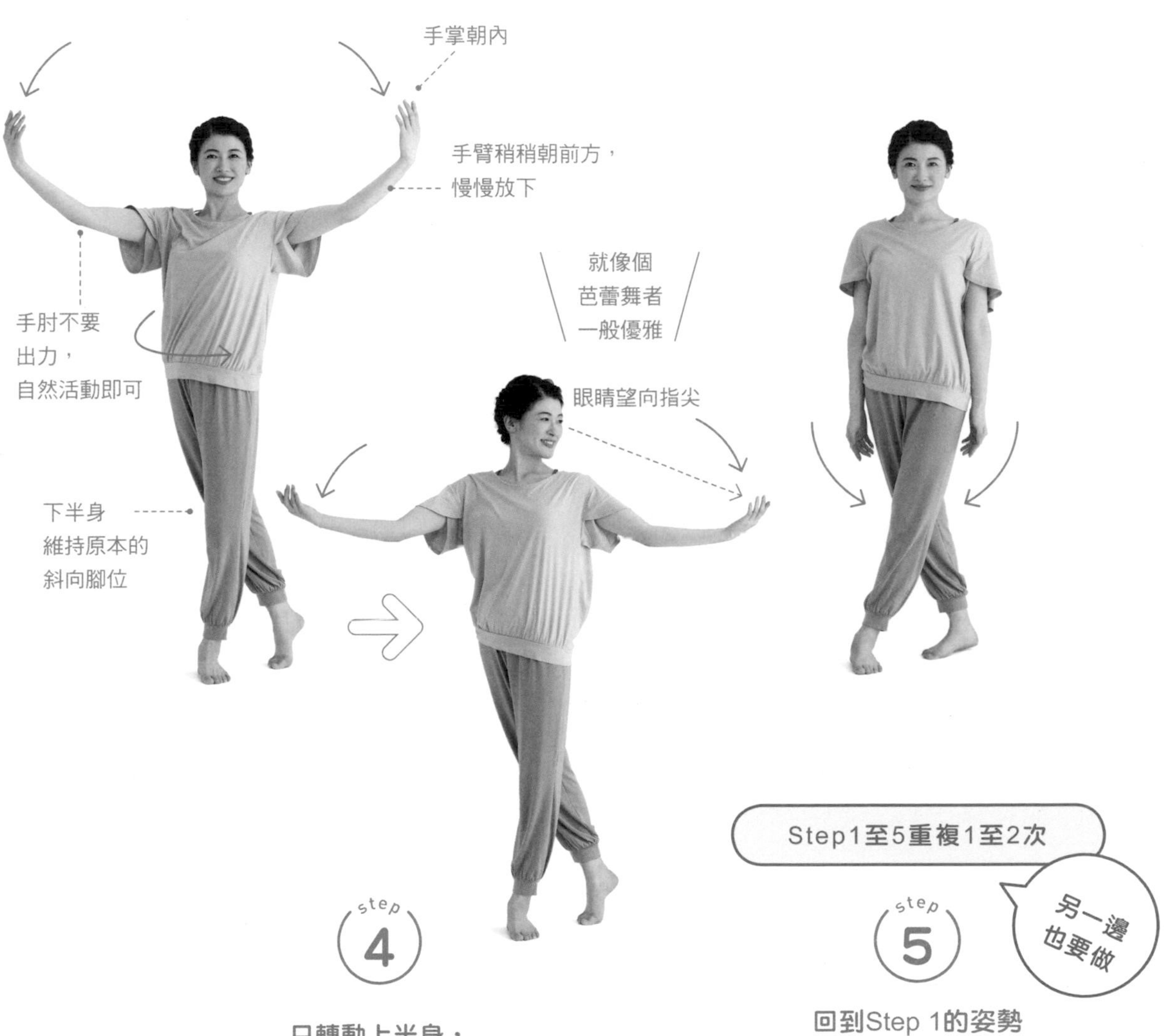

Step1至5重複1至2次

step 4

只轉動上半身，雙手畫圓

雙手手掌分離，放掉向上伸展的力氣，只有上半身轉向前腳那一側。感受指尖的動作，雙手慢慢畫圓並向下移動。視線望向與前腳同一側的手指頭，雙手持續下放。

step 5

另一邊也要做

回到Step 1的姿勢

慢慢放下雙手手臂，回到Step 1。

寫在最後

和肩頸僵硬 Say Good-bye，每天過得優雅又快樂！

提醒自己隨時優雅

你是不是常常因為家事和工作繁忙，每天不論做什麼都是忙不迭又急匆匆的？不論是洗臉、使用吸塵器或整理文件，永遠都是用力又急促？請一天撥出少量的時間，讓自己做出優雅的動作（就像Exercise 8「變身優雅芭蕾舞者：手臂伸展舞」）。小小動作大大功效，適當伸展肌肉可避免過度緊繃，有助於預防肩頸僵硬。

如果餐桌上有一杯拿鐵，倒入砂糖以湯匙攪拌時，你是不是習慣用力地轉動手腕呢？請避免做出這樣的動作，試著留意湯匙的匙面，優雅地攪拌拿鐵吧！優雅的動作有助於避免手腕和肩膀肌肉過度用力。

距今超過一百年前，有個澳洲演員名為弗雷德里克．M．亞歷山大（F. M. Alexander），他設計出一套名為「亞歷山大技巧」的身體使用法，中心思想就是從事任何活動時，都不要過度出力，不讓肌肉過度緊繃，藉此減輕對身體的負擔，得以發揮身體原本的力量。這個技術對減輕肩頸僵硬和腰痛有顯著效果，大受稱譽。

其中有個概念是「留意物體前沿（Leading Edge）」，也就是必須認清自己接下來所要進行的動作會影響到的最邊緣物體，並在動作的同時留意最邊緣物體的狀態。如同前述的攪拌湯匙，刷牙時牙刷的前端，使用電腦時打鍵盤的手指，時時留意做動作時不要過度出力，藉此減輕手腕和肩膀的負擔，如此一來，就能逐漸感覺到肩部肌肉的緊繃狀態有所改善。

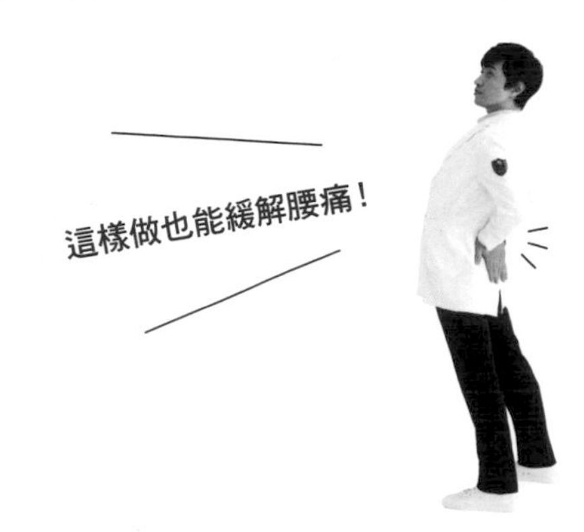

亞歷山大技巧的想法與本書提及的「優雅動作」道理相同。「以優雅的動作來減輕肩膀的負擔」，時時留心這件事，即使一開始每天做一分鐘也可以，試著做出優雅的動作吧！

每天持續做體操，防止肩頸僵硬

為了預防並改善肩頸僵硬，本書介紹了活動肩胛骨和活化大腦的各種體操。如果什麼都不做，在姿勢不正確和壓力的影響下，肩頸會愈來愈難活動，「肩頸透支」的狀況會與日俱增，然後就會愈來愈不想活動。因此請每天做一到兩個體操，並養成習慣，努力減少「肩頸透支」的狀況吧！可先試著在家裡或辦公室執行坐著不動的體操（Exercise 1），晚上回家後就只做Exercise 4。建議一開始做體操時，每天都這樣做。

請特別注意「留意肩胛骨再活動」、「挺胸」、「放鬆」這三大要點。肩膀一往前伸，身體就很容易駝背前傾，連心情都會變得晦暗。沒有做體操的日子，至少要提醒自己挺胸深呼吸，呼吸大量的新鮮空氣。就算只是聳肩後放下肩膀吐氣，也能放鬆緊繃的肌肉，促使血液循環變好。有空的時候，請務必將活動肩胛骨的體操變成日常生活的一部分吧！

如果經常進行本書介紹的旋轉腳踝和冥想練習操，就能有效改善姿勢和預防跌倒，還能有助於提升工作效率與睡眠品質，進而延長健康壽命。

衷心祝福大家每天都能過得優雅且快樂！

松平浩

國家圖書館出版品預行編目資料

每天都能做！超簡單肩頸痠痛體操 / 松平浩作. ; 黃盈琪譯.
-- 初版. -- 新北市 : 養沛文化館出版 : 雅書堂發行, 2018.11
面 ;公分. -- (Smart living養身健康觀 ; 118)
ISBN 978-986-5665-65-4(平裝)

1.肩部 2.頸部 3.健康法

416.613 107018303

SMART LIVING養身健康觀 118

每天都能做！超簡單肩頸痠痛體操

作　　者／松平浩
翻　　譯／黃盈琪
發 行 人／詹慶和
總 編 輯／蔡麗玲
執行編輯／李宛真
編　　輯／蔡毓玲・劉蕙寧・黃璟安・陳姿伶・陳昕儀
執行美術／韓欣恬
美術編輯／陳麗娜・周盈汝
內頁排版／鯨魚工作室
出 版 者／養沛文化館
發行者／雅書堂文化事業有限公司
郵政劃撥帳號／18225950
戶　　名／雅書堂文化事業有限公司
地　　址／新北市板橋區板新路206號3樓
電子信箱／elegant.books@msa.hinet.net
電　　話／(02)8952-4078
傳　　真／(02)8952-4084

2018年11月初版一刷　　定價 280元

經銷／易可數位行銷股份有限公司
地址／新北市新店區寶橋路235巷6弄3號5樓
電話／(02)8911-0825　傳真／(02)8911-0801

謝辭
感謝隸屬於我講座的藤井朋子小姐、川又華代小姐協助我擬定體操清單，也感謝指導我穴道相關知識的友岡清秀小姐和永野響子小姐。在此容我向諸位獻上深深的謝意。

松平浩

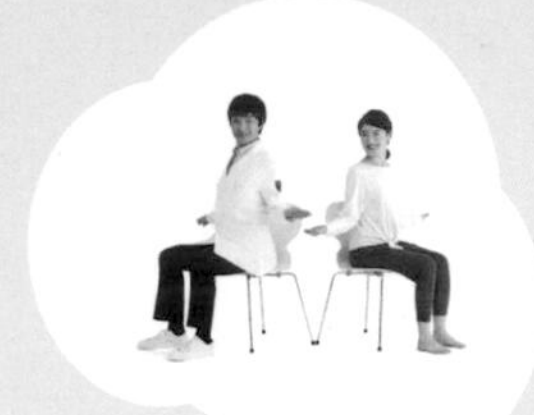

STAFF

設計師　野本奈保子（ノモグラム）
　　　　北田進吾（キタダデザイン）
　　　　堀 由佳里
　　　　青木小夜子（キタダデザイン）
攝影　石塚定人
插圖　埜口琴理
髮型　高松由佳
造型師　吉井明美
模特兒　大橋規子（スペースクラフト）
編輯協力　須藤智香

參考文獻

Sawada T, et al. Ind Health 54: 230-6, 2016
有田秀穂、中川一郎『「セロトニン脳」健康法』講談社、2009
Fumoto M, et al. Behav Brain Res 213: 1-9, 2010
Salimpoor VN, et al. Nat Neurosci 14: 257-62, 2011
ロビン・マッケンジー（岩貞吉寛、銅冶英雄 訳）『自分で治せる! マッケンジーエクササイズ 首の痛み・肩こり・頭痛改善マニュアル』実業之日本社、2011
青木紀和『心と体の不調を解消する アレクサンダー・テクニーク入門』日本実業出版社、2014

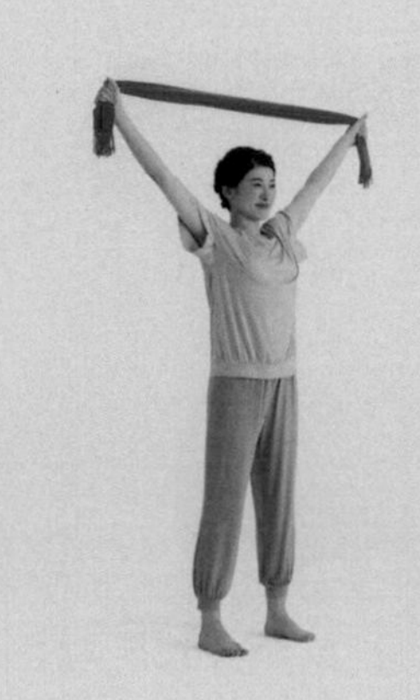

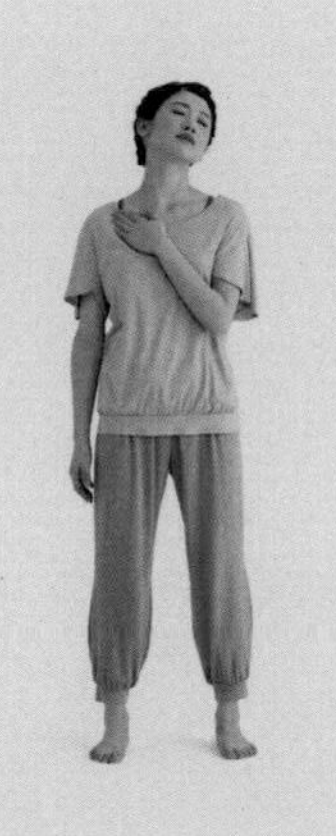

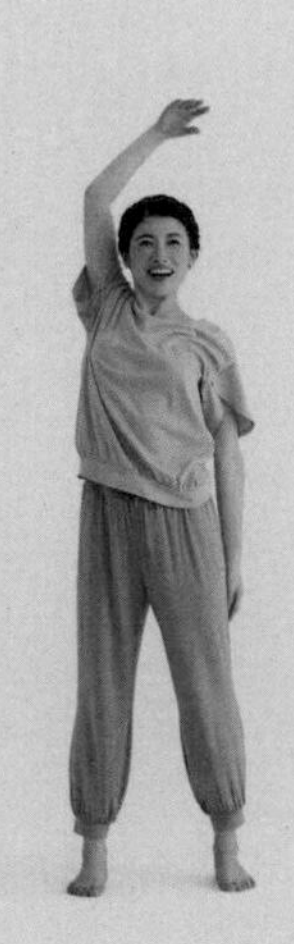